Immune Manipulation

免疫製造

揭開試驗年代下疫苗的主流意識形態

過度依賴疫苗，人類免疫系統最後進化成什麼了。
支持醫療必要的存在，
但不是濫用藥物與過度診斷的權謀。

自然骨科權威　蔡凱宙

自律養生實踐家　陳立維

聯合著作

蔡凱宙

少藥、少手術、少介入

2019 年底開始、惹得人心慌慌的新冠疫情，我一劑疫苗都沒有打。做了很多直播，讀了很多論文，生了很多的氣。可是大家還是選擇疫苗，台灣 90% 的人都打，只剩下不到 10% 的人一針都沒打。目前台灣人平均打到三針四針，許多人會「覺得怪怪的」。

藥物、手術、疫苗是現代大藥廠醫學的三寶，號稱最賺錢的三大工具。請問，哪一個是真正的金雞母？答案是疫苗。

因為疫苗是健康人使用的東西，使用人口最多，所以需求量最大。有些人誤以為最賺錢的是手術，其實手術的比例是少的，但是手術的單價比較高，風險比較大，因此，手術不是最普及的治療。藥物被常態性使用，而且有很多副作用。大家都知道藥物有副作用，更多藥物等同於有更多副作用，而副作用帶給身體更多的不舒服。

● 從傳統西醫醫療走向自然醫學

　　2014 年 10 月蔡凱宙骨科診所成立，我開始減少手術的服務。用矯正鞋及健走杖，讓病人重新找回走路的能力。那一年出版第一書《健康金三角養生法》。 2017 年出版第二本書《骨力自癒地圖》談及有許多骨科問題的確是可透過非手術、非藥物的方法獲得治療改善。 2018 年開始，我每個禮拜五上午，開課程為病人們上課，發明了 520 健康操，專門治療酸腫痛。

　　然而，令人猝不及防的新冠，帶給社會、生活型態莫大衝擊與變革，有限度的群聚活動，於是決定將課程內容在 2021 年 4 月 7 日開始以網路直播方式，放送分享健康知識。很感謝所有朋友們的支持陪伴，只是隔年 2022 年 7 月因討論了和疫苗有關較爭議話題，或許是這樣，讓超過 2 萬訂閱的頻道被整個下架，只好重新再出發。 （YouTube 可關鍵字搜尋：蔡凱宙自然骨科診所官方頻道）

　　我們頻道裡面再也不敢像網友給一顆星評價那樣，隨意點評疫苗，不過在看到國外陸續這幾年釋出相關研究報告，以及自己診間看診蒐集到的臨床資料，決定與陳立維老師共同發表《免疫製造》，以另一角度來重新審視疫苗、藥劑的重要性與必要性，以及自體免疫遇到的各種挑戰。

故事開始之前，告訴大家，我的訓練背景，爲什麼骨科醫師到最後會變成不贊成疫苗施打的前因後果。

● 新冠疫情帶給醫療制度與醫生重大警訊

認眞說來，SARS、禽流感，歷年衆多全球流行疾病，都不如新冠疫情帶來的影響與後座力如此強烈且鮮明，對身爲骨科醫生的我是一大考驗。我很慶幸自己能閱讀這麼多資料，因爲在美國 Emory 大學擔任研究員兩年期間，直接以英文聽看講。如果沒有那兩年在美國做研究寫論文，我也不可能讀這麼多英文論文。如果我只專注中文翻譯文本，我應該沒有辦法拿到這麼多第一手的資料。

我很感謝上天的安排，去美國住的那兩年 2004、2005 剛好台灣 SARS 疫情剛結束，想不到經過了那麼多年，我們又被疫情關了三年多，很感恩我的家人陪我度過這個疫情，也很感恩同事們陪我在疫情中一起照顧病人。

我們每天都在面對疫情的變化，而且還有鋪天蓋地的新冠與疫苗後遺症。病人的病況越來越不容易處理，病人的記憶力也越來越差。我們診所爲此做了很多改變，還特別跟病人錄音說明，

用很多衛教影片來教育病人。疫情之後我每個禮拜三做直播，講關於疫苗、關於自然醫學、關於藥物副作用。

　　相信現在大財團醫院的經營作風，有泰半不是把藥物減少，反而是把更多的藥物加上去，導致目前台灣有很多人藥物中毒。根據媒體報導記載相關國人用藥資料，2021 年健保署統計，光是常見的口服止痛藥成分 Ibuprofen，2020 年就使用了 166 萬顆，這還不包含其他劑型、劑量、成分和民眾到一般藥局購買的量。2022 年食藥署統計公布，台灣人 1 年花在止痛藥劑的金額約高達 40 億元，大約吃掉幾十億顆止痛藥。[註1]

　　新冠疫情之後用藥更普遍化，而且一直鼓勵打疫苗的結果，一些研究報告已指出可能導致疾病更嚴重、更多超額死亡，及年輕化的癌症病因之一。

　　在這裡強調：疫苗跟藥物不一樣，藥物可以肝腎代謝，疫苗無法用肝腎代謝，疫苗造成的免疫反應是終生的記憶，因疫苗引起的後遺症，會愈久愈難處理。

註1 媒體參考資料來源：
　(1) https://www.commonhealth.com.tw/article/86736
　(2) https://health.ltn.com.tw/article/breakingnews/4071509

● 癌症再也不是不治之症，但也愈來愈多樣化

因爲疫苗製造研發技術大躍進，加速各種疫苗接踵問世，這相對也造成免疫細胞的改變，對很多的病原體及蛋白產生抗體，這些抗體所造成的自體免疫性疾病，將是我們未來 5 年 10 年所要面對的疫苗後副作用。人類的免疫系統或許正面臨進化關卡，是危機還是轉機，值得我們持續深究。

很遺憾，與新冠奮戰的這三年，我也有患者逝世，其中一位就是陳立維老師心愛的太太，鄒雲子護理師。下定決心跟立維老師一起把這本書完成，一方面也是對陳夫人的一個承諾，我們多麼希望看到她好起來，想不到還是無法如願。立維老師也在喪偶之痛中，很勇敢、沈痛的執筆寫下《免疫製造》。

《免疫製造》記錄疫情的歷史中一個醫生的懺悔，也讓我們一起從家屬的立場來懷念因疫情而過世的親人。寫這本書，其實心情非常沈重，因爲整個台灣社會當時氛圍相信疫苗是救命的。卻不知道，沒有經過深思熟慮的疫苗，而且打過多的疫苗，是有可能會造成免疫系統的失調，造成自體免疫的疾病，甚至造成癌症的復發及年輕化，甚至造成患者死亡。

疫苗也造成許多神經性的病變，這些種種，在世界各國，已經有許多的研究報告和數據浮上檯面，有待更多專家學者加入研

討，只是台灣人目前相關知識還太貧瘠。

● 一起尋找健康醫療的真相

在這裡，把結論先跟大家講，希望您能夠靜下心來，把這一本書買回家，當作您書架上為疫情所留下來的印痕。細細品味疫情之下的酸甜苦辣。

新冠疫情衝擊全球，造成很多生命與財產的損失，社會也因此有了很大的轉變，其衍生的問題與隱憂，目前還在進行中。

身為醫療界的一員，臨床看診近三十年，疫情期間所學所見，跟我的醫學養成之路以及醫療的初心與價值，竟有很多背道而馳的地方。我從醫的理念與堅持，雖是少數非主流的，但本著醫者的良心，不得不提出種種疑問，只為追尋真相與真理。

● 自己的身體自己救！

《史記‧商君列傳第八》說「千夫之諾諾，不如一士之諤諤」，指古代明君判斷是非，雖然眾多唯唯諾諾之人，不如一名諍諫之士

可貴。在健康的事上你就是自己身體的明君，在此提供不同的意見給您參考，破除人云亦云迷障，這才是多元社會的可貴。

聖經箴言 22:3 說：「通達人見禍藏躲，愚蒙人前往受害」，事實上智慧來自上天，通達人就是持續不斷精進。面對世紀大疫情，即使不能作為通達人，也不要當個愚蒙人；更何況人類是會思考的，你若願意聽取不同意見，願意思考，那麼就開始通向通達人之路。

● 開發自我潛能遠離疾病迫害

新冠疫情並非天然的病毒，是一種實驗室加工的病毒，是從實驗室出來的病毒，是很毒的生物武器。這一切的發生絕非那麼單純，簡直就是一種集體犯罪行為，我們都是共同的受害者。

受害者要團結起來，能夠互相扶持、互相鼓舞，而且成為一股自律養生的力量，讓新的時代產生新的醫療。新的醫療將是由病人方主動提出要求，而不是從藥廠和醫生的手上去領取藥物、手術跟疫苗。反過來，病人必須主動開發自己的潛能來遠離疾病的迫害。這本書是我在這段時間治療這麼多疫苗後副作用的臨床經驗，所提出來的沈痛呼籲。希望大眾能夠早日找回身體最大的

自癒力，不要讓疫苗、藥物、手術傷害您寶貴的身體！

很多事情不是我們想像的那樣，很多事實也非事實，只有努力追尋真理、真相，我們才能學習到真正的價值，避免重蹈覆轍，人類才有更進一步的提升，文明才能真正稱為文明。

聖經哥林多後書 13 章 8 節寫道：「我們凡事不能敵擋真理，只能扶助真理」

真理是每一個人在追尋的，我們應該站在真理這一邊，真金不怕火煉、真心不怕評論。因為追求真理讓我們獲得真正的平安喜樂！

陳立維

我們天生就有強大免疫系統

　　我必須很誠實的告知這本書所表達的重點，這也許是全球八成以上的人很難接受的事實。結論是一個理想世界的描繪，人類世界中，不再存在疫苗，其實過去疫苗也曾經不存在，只是在我們出生的時代，它誕生出現罷了。理想世界的主題不是可能或不可能的探討，那是未來人類降低醫藥需求的大方向，也就是人類領悟人體進化層級的必然結局。

　　問我這樣的未來是否有機會達成，我的回答是有，可是有賴團結，也有賴正義的領導，或許那一天不發生在這一世，我們的責任是提早為承平大未來打下地基。

　　疫苗終究是一種時代產物，在我們的年代，學醫的人接受疫苗的教育，疫苗堂而皇之出現在免疫學的教科書裡面。疫苗的存在是否符合人體的根本需求，值得我們打問號提出質疑，或者直接把議題設定在疫苗的實際運用和人體的本質之間的對照。申論

疫苗的存廢，關鍵都不在科技面，而在人類對於自己身體的熟悉程度。

● 勿忘身體也是你的醫生

身體的世界和醫院的世界沒有交集的事實，民眾多半不知，把身體定義成關心你健康的醫生，聽起來就很抽象，可是對於熟悉空腹斷食的人來說，這是基本常識。這是身體外在世界和內在世界的分別，前者把希望寄託在營養或藥物，後者則直接把健康的重責大任交付給身體。這和環境物化人生的劇本極度雷同，追逐物慾的人生最終體悟到真正該追逐的與生俱來，我們都是到外面繞了一大圈之後，才知道家的珍貴。

從學習理論到真槍實彈的養生體悟，關鍵轉折，只因為人生旅途中的某一個星期，我經歷了七天沒有吃任何食物的練習。那是對於真正領悟健康的初體驗，直到進階至和自己身體對話的層次，好像有人為我開了身體的大門，邀請我進去欣賞一處從未見過的世界，這一段經歷開啟了我和身體深度對話的紀錄。人都想走這條路，也都應該走這條路，只是沒有機會知道，或許有機會卻拒絕知道，這條路將是為自己重新定義生命品質的健康步道。

● 無形中的醫藥成癮

　　我從醫療的養成環境長大，在意外的健康步道中遠眺醫療生態，對照極端氣候和溫室效應，深刻領悟人類世界的必然結局。把選邊站的經驗放大再放大，幾乎都是多數成為真理代名詞的發展，醫藥勢力的壯大是一個重要面向，疫苗當然已經是藉勢擴大領空的一種「商品」。各種重症就是極端氣候，抵擋不住病毒的侵犯就是人體的溫室效應，我們都忘了自己有強大的免疫系統，我們都不清楚維繫健康本是身體具備的天賦，必須要看懂的是真相和利益結構之間的距離。

　　我能想到的，是我們的後代子孫不能繼續渾然不知，扭轉局勢的努力如果不能展現，我們就得眼睜睜看著自己的子孫喪失生命的自主權。說我反對疫苗，不如說我從身體的立場破解疫苗的無能。從身體的立場搜尋養生的素材，方向一定在大自然原始存在的物質中，不會在藥廠的實驗室中。說我不贊成疫苗，不如說我從身體的立場看不到任何容納疫苗存在的空間。身體一直都在示範大自然的原始創意，那是一種無窮無限的豐富資源，那是一種不餘匱乏的創造和延伸。

● 重創全球的新冠肺炎帶來疫苗免疫話題

我不打疫苗，因為我和自己的身體早已溝通到很有默契，因為我很清楚自己身體的想法和態度。我在講座中所分享的不是反醫療，是鼓勵每一位學習者練習和身體對話。我支持醫療必要的存在，不支持的是濫用藥物以及過度診斷的權謀。真相是醫療以哪種面貌呈現，和我完全沒有關係，我的觀點不會撼動醫療的一樑一柱。在民眾的潛意識中，醫療是靠山，在多數人的價值觀中，隨時都可以求救或倚賴的就是醫療。可是後路在，前進的力道就弱，有後台的不會義無反顧的勇往直前。

新冠疫苗應該是我心中疑慮的那根稻草。由於全世界急欲恢復往日榮光，主倡全面施打，希望能提高全體免疫，然而我沒能阻擋我最愛的妻子被安排施打。心裡面早早在叮嚀「疫苗很有事」，殊不知最嚴重的事端發生在我妻子身上。記錄她從無法行走到全身器官衰竭的詳細過程，完全呼應國外文獻報告所陳述的疫苗後遺症。

事後只聽到她的親友對我的指控，醫院沒有責任，更沒有疫苗的事。思考我的角色和責任，這件事情發生在我內人身上是要託付什麼？巧合是命定，意外是天意，每個人的生命劇本都可以翻開類似的章節。

　　在新冠疫情之前，我從自體療癒力的角度在課程中申論疫苗，我所強調的都是把覺睡好睡滿，不要淤塞負面情緒，生活日常中全力執行間歇性斷食，好讓免疫力維持在最巔峰。疫情期間，我關起門來開設疫苗講座，學員幾乎都熟悉身體之道，從身體立場分析疫苗，學員都聽得懂我分析的道理。開始有對外開這堂課的念頭，我邀請蔡凱宙醫師一起主持課程內容，我們先從小場地試水溫。蔡醫師和我深知，民眾必須再教育，人沒有道理全面遠離自己的免疫系統，而遠離的速度和距離和疫苗的概念被深化成正比。

● 自體免疫系統的觀念需要再教育

　　蔡醫師和我不是這幾年才認識，卻是疫情之後才熟識，關鍵的橋樑是我太太，她因為疫苗嚴重後遺症，我帶她去徵詢蔡醫師的意見。我們走在養生趨勢的前方，卻無法拯救我太太急轉直下的病況，對蔡醫師來說，這是警惕，也是學分，他也不曾看過如此快速失控的器官衰竭。Turbo Cancer 的名稱終於出現，官方稱無稽之談，我太太的工作每年都有體檢，全健康的人在打完疫苗後一年因疑似肝膽癌化而離世。蔡醫師和我收到責任的召喚，

不是要為我太太打抱不平，我們知道類似她的個案早已鋪天蓋地在全球發生，我們互相對看，知道現下免疫議題角度可能過於偏頗，失去另一種聲音的可能，應該從另一角度來探討其他免疫的可能。

　　我的閱讀素材多半鎖定出版品，蔡醫師除了閱讀很多書，他也閱讀學術論文，我所閱讀的疫苗相關論文都是他分享給我。搜尋每一位蔡醫師所分享的專文或學者生平，多半會連結到爭議性，國內蔡醫師的網路評論中，類似的字眼也加諸在他身上。

　　舉個例子，蔡醫師跟我分享現任美國佛州衛生局局長約瑟夫拉達波（Joseph Ladapo），這位來自奈及利亞的醫學博士不支持小朋友打疫苗，他也反對疫苗強制令，而且強烈質疑疫苗的安全性。網路針對他的背景資料中，和主流醫學相左的論述出現負面或接近偏頗的形容，再說，拉達波的出生地奈及利亞沒有疫苗，也沒有嚴重的疫情，對照之下，我只能笑看文明世界的「衛生假設」空有理論，毫無實證的誠意。

　　因為疫情，蔡醫師和我出現共同做一件事情的動念，我們想做的只是單純喚醒每一位民眾的身體意識，換句話說就是免疫系統。我們要做的早已超越疫苗，是民眾的養生觀必須強勢翻轉，這件事攸關我們子孫的生計，我們不應教育下一代繼續遠離自己的身體，也不宜讓生物針劑任意進入孩子們的身體。

拿回自己身體健康的主導權

　　疫情過後人類的生活型態已經產生了巨大的轉變，我們更加的依賴３Ｃ產品，從實體世界踏入虛擬的世界，知識與訊息快速流通，人工智慧的興起，又再次把人類文明推進到新的高度。享受物質文明果實的同時，人類也面臨前所未有的生存危機。然而這些危機並不是顯而易見的，加上各種利益集團的刻意掩飾以及人性相信權威的弱點，讓大多數人產生科技萬能可以解決任何問題的錯覺。

　　疫情期間在主流媒體的大力推播下，讓人以為疫苗是阻擋疫情唯一的解藥，大多數人在半推半就的情況下打了疫苗。但或許是在當時的時空背景下倉促的推出疫苗，讓我們見識到疫苗不是萬靈丹，自己或是周遭親友或多或少產生了身體不適的反應症狀。

　　打不打疫苗甚至成了禁忌的話題，面對以商業利益為基礎的研究數據時，社會大眾在無法獲得完整訊息的情況下，充滿了不安、困惑與忿怒。從開始對傳統醫療系統的充分信任到最後醫病關係的緊張，都不是我們所樂見。

　　然而要解決此困境，最好的方法就是提供充分的資訊，讓科學證據說話，滿足大眾知的權利。《免疫製造》這本書的問市適時的提供這需求。唯有掌握即時的健康資訊才能拿回自己身體健康的主導權。本書由蔡凱宙醫師與陳立維老師，蔡醫師行醫多年，具有骨科

專業，精通功能醫學與自然醫學，學養豐富。陳老師近年來著作多本健康養生書籍，近年來更大力推廣斷食養生。陳老師夫人由於打疫苗而不幸往生，在真情流露下寫下此書。兩位作者排除萬難寫下此書實屬難能可貴，如果你想要了解體的免疫系統，對施打疫苗感到擔憂又無所適從，這本書將能提供你充分的解答。筆者在此鄭重推薦《免疫製造》這本書，爲台灣社會打造更好的健康環境。

李政家
美國脊骨神經醫學博士

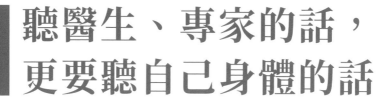

聽醫生、專家的話，更要聽自己身體的話

　　在新冠疫情期間，有幸認識蔡凱宙醫師，我們因為理念相同，對於疫苗的有效性和安全性產生質疑，並相信透過間歇性斷食及功能醫學的自然療法，不需倚靠過多藥物，就可以更有效的預防及治療新冠肺炎及長新冠症候群，這幾年我們在臨床上有很多的交流分享，也互相轉介病人。有時候在想，如果台灣的醫生多一些像我們兩位這麼不愛開藥的醫生，健保藥費支出應該會減少很多，洗腎的病人應該也會減少不少。

　　初讀內容，從作者陳立維老師喪妻之痛過程，再次感受到一個大時代的悲劇和無奈。新冠疫情及疫苗是不是人為的悲劇，以人類的智慧和勇氣，真相一定會水落石出。過去醫界曾經犯過許多重大錯誤，像是曾經廣泛用在歐洲和日本的抗妊娠嘔吐新藥，沙利竇邁，所引起的悲劇，在當時，服用沙利竇邁的孕婦產下畸形兒。唯有透過嚴謹的科學驗證及及時反省的勇氣，新的醫學技術及藥品，才有可能達到醫學倫理第一原則「不傷害」的最高境界！如同蔡醫師所說，真理不需要你同意，謊言才需要你相信。

　　本書的兩位作者，一再強調，要做自己身體的明君，疫苗其實只是健康風險管理的手段之一，但不是唯一，醫藥有極限，一個人好好睡覺、好好「不吃」，斷食及減糖，可以減少病毒感染後的嚴重

併發症及死亡，才有機會把身上的廢物清除掉。兩位作者從實務經驗及醫學角度，分析了斷食對身體的益處，值得讀者參考。

面對時代的大疫情，這本書給我們一個很好的提醒。要向美國克里夫蘭醫院、艾米許社區、瑞典政府看齊，選擇向來不是只有一種，疫苗不是唯一的答案，只要醫療的不確定性仍然存在，永遠要尊重每一個人的自由選擇權，包括他選擇生存的方式。當身邊有很多吹哨者出現的時候，每一個人也要更加警覺，在相信專家的建議之前，多做足功課，為自己做最明智的選擇！

最後，兩位作者提醒我們，錯誤食物的轟炸及過度用藥的凌遲，破壞了與我們共存共榮的細菌生態，進而干擾了我們身體的免疫系統，讓我們失去對病毒的抵抗力。

也許我們自己，才是真正的罪魁。

李智貴博士
舞生禪診所院長 & 天行悅股份有限公司董事長

 別輕忽人工棘蛋白的 負面影響

　　蔡凱宙醫師和陳立維老師是我近年內認識的傳播眞理勇士，受蔡醫師邀請，很榮幸可以先拜讀這本書。在這裡分享我的感想，藉此彼此鼓勵。

　　我本人是機械系出身，在美國唸航天工程，對於產品的安全性非常在乎。 mRNA 疫苗，依據美國政府的宣傳，是登月以來最大的發明，可是技術太新，它的疫苗原理讓我有些顧慮。mRNA 的原理是要我們身體細胞長出刺突蛋白（這是病毒最致命的部分），訓練我們的免疫系統製造抗體，進而達成免疫的目的。如果是這樣，自己的細胞不就成爲類似感染的細胞，難道免疫系統不會攻擊這些細胞嗎？

　　2021 年 3 月，我聽到德國免疫微生物學巴迪博士的訪問，驗證了我的顧慮。任何用人爲的方法來製造免疫，都有它的危險性。以前的疫苗是用一種病原體打入身體來製造抗體，不過病原體都已經減毒，或失去毒性，對身體影響不是太大。可是 mRNA 基因技術是叫身體細胞長出病原體（刺突蛋白），這個所謂的人工刺突蛋白是不是有毒性，身體可不可以代謝掉，身體長多久，在什麼地方？

　　巴迪教授推論注射 mRNA 疫苗之後，自己的細胞會變成我們免疫軍隊的敵人，而且最有可能的部分是身體微血管的內皮細胞，造

成血栓、炎症、自身免疫、免疫低下的問題。況且這個基因材料隨著血液、淋巴、循環系統遍布全身,更多的研究發現,這些基因材料會出現在心臟、大腦、肝臟、腎臟、腸胃道、生殖器官,這是很恐怖的現象。

　　兩年半過去了,巴迪博士預測的正在發生。新冠疫苗沒有擋住疫情,美國不再強制,佛羅里達州不推薦新冠疫苗,現在看到的是很多自體免疫,還有年輕人的癌症爆發。

　　每一種免疫細胞都有它的功能和職責,彼此配合,就像一個完美和諧的交響樂隊。但是人工所製造出來的免疫,乃是加入一位搗亂和諧的冒牌指揮家,所造成的副作用,輕症難熬,重症不堪設想。已經打針的人,現在沒事,或者你沒有症狀,真的要恭賀你的幸運!如果你沒有打針,你是台灣和世界未來的希望,請好好保護你自己,還有造物主給我們的天然免疫力。

余政宏 / 強尼大哥
美國國防部顧問

健康要靠自己，
治病才求醫

醫療只是在必要的時候介入、矯正跟調整。在門診常會有病人說：醫師你開的藥沒有用，我還是很痛。以雨傘來比喻醫藥，並不是買了雨傘就不會下雨，而是下雨的時候有傘可以撐，毛毛雨、距離很短不一定需要撐傘，大風大雨撐傘也沒有用。沒有下雨的時候還一直有撐著雨傘也是沒有必要的。

當你和朋友聚餐喝了很多啤酒，現在警察都會抓酒醉駕車，所以你就找個計程車司機來代駕。但是你膀胱很脹，這個司機沒有辦法代尿，你要尿尿只能夠親自上廁所去尿。所以這也就表示說我們在治療疾病，一部份需要醫療的幫助，但有一部份是要靠自己。

病人假如沒有改變他的生活方式，工作的方式，或者是調整自己的心理情緒。只期望要靠著藥物、手術等醫療行為來治療他的疾病是不切實際的。

本書提出一個非常重要的概念： 免疫及斷食。現代人遺傳了節儉基因，石器時代我們的祖先需要採集及狩獵，不是每一餐都有得吃，需要這些節儉基因才能夠活命，才能夠傳宗接代，傳到我們這一代。但是時至今日三餐加上宵夜，只需要到大賣場及夜市「狩獵」就有得吃，所以現代人肥胖三高等文明病流行並不奇怪。我從二十年前開始到處演講「夠老死」，以六個字做為結論：少吃、多動、快

樂。所以非常認同本書兩位作者的觀點。

　　記得上一次蔡醫師的演講會裡面有一位聽眾發問，問蔡醫師說：我先生跟我講說你已經這麼瘦，你還需要斷食療法嗎？也許這位聽眾認為斷食就只是為了要減肥，其實斷食是為了讓我們身體的器官有足夠的休息時間，不只是胖的人才需要斷食療法。

　　所有有關延長生命的研究，從單細胞、線蟲、斑馬魚、小動物、大動物到人類唯一經得起考驗的就是「Calorie restriction」限制熱量。

　　本書的兩位作者因為是陳立維老師他藉著他自己親身經驗以及蔡凱宙醫師他多年的臨床觀察及查閱無數的文獻資料，集結成冊。對有興趣的讀者極具參考價值。

　　兩位作者在書中分享了很多很多的經驗以及對傳統思維的挑戰。在門診常常會有很多病人會一直問很多的「為什麼」，會一直問到我也沒有辦法非常肯定的回答。會問「為什麼」的小朋友以後會變成科學家。科學是一種邏輯及態度，但科學的知識是會隨著時間一直進步跟改變。

　　也許這一本書裡面所描述的理念，在幾年以後，說不定會被推翻或者是改寫。但是以現在的知識，我衷心的推薦這一本書。閱讀之後你可以獲得很多的知識，但更有可能你會獲得更多的問號。

林高田教授

高雄醫學院骨科部主任

自然的免疫法則

　　免疫製作是如同生物的神經本體接受器的反饋回應，從生存的自然求生法則成爲神給人生命的校正回歸，武漢病毒讓這世界這幾年來的政治環境成疫苗注射量子糾纏的普世現象，或許近千萬離世的生命也是宇宙生命的滄海一粟，在歷史時空必然的雲過去，蔡凱宙用其自然骨醫的愛人如己的精神，進入捍衛生命的聖殿騎士。這本書有非常豐盛的科學與醫學更提升到微生物世界的量子世界，這也是值得細細品味的警世大作，也更加讓讚美疫苗製作的影響震撼生活之重要。

　　全書簡歸如下：

1. 喚醒自癒力本能　　2. 身體才是眞醫生
3. 醫藥巨人的眞相　　4. 生命機會不再來
5. 跑醫院如同空轉　　6. 生活免疫怪現象
7. 腸道生態大作戰　　8. 細菌新環境疫苗
9 免疫細胞重洗牌　　10. 終極目標在養生

吳子宏
德音牙醫診所院長

重新檢視免疫「環境」

　　謹記 2019 年以來的戰疫。我的恩師 Gregg Semenza 發現「缺氧誘導因子」，和新冠病毒相互作用，造成「缺氧 - 發炎微環境」，更促進病毒複製、釋出、感染，造成被感染細胞的破壞。

　　新冠症候群就只有一件事：棘蛋白破壞帶 ACE-2 的細胞，僅稱之肺炎，失去了整體觀，它本身是血管全身性疾病，只是肺部的血管密集、豐富又受損，呼吸困難的症狀，立即呈現。

　　我在台俄 COVID-19 研討會提出病毒的生存環境和腫瘤微環境一樣，在缺氧發炎時，容易複製、釋出，再侵入新的細胞，造成惡性循環。病原所造成的問題在於病原的量和病原所處的微環境，就是人體的體質。

　　身爲生命捍衛者，我從「氧生」的觀點，打破缺氧發炎的微環境，尋找醫食同源的純天然生物活性分子。我們在意的不是什麼病原，而是如何調整身體。此書，從免疫的觀點，檢視 2019 年以來的所作所爲。在行醫的過程，獲取生命的奧秘，定要無私的普濟眾生，願共學共享共勉之。

方鴻明

美國約翰霍普金斯大學博士

提升自身免疫力是
對抗疾病的根本之道

　　自從 2019 年年底新冠疫情爆發之後，我個人觀察到幾個值得思考的問題：

1. 強制接種疫苗剝奪了個人的醫療選擇權，沒有考慮患者的意願與特殊心理狀態（不信任或恐懼），沒有尊重患者的醫療常識所做出的判斷與決策。

2. 強制接種疫苗違背了醫療個人化、客製化，也就是沒有量身定做，沒有考慮個別體質的差異，導致有些不適應者喪命或留下無法逆轉的後遺症。

3. 媒體在缺乏第三方公正驗證下就擅自下架甚至封鎖反疫苗的醫學報導與評論，讓民眾無法獲得完整的資訊（包括正反意見）。

4. 強制接種的氛圍下，拒絕接種者被剝奪工作權或是受到嚴重排擠，尤其是某些特定場合，例如：公務機關、軍隊、學校、賣場⋯等。

5. 疫苗以外的治療方式被否定、屏蔽、污名化！結果是疫苗壟斷了整個疫情的療法，讓疫情的醫療陷入死胡同！

6. 疫苗研發的速度跟不上病毒變種的速度，導致疫苗失效，民眾也因此開始另尋出路，例如：傳統藥物的轉用途（伊維菌素、氯奎寧、褪黑激素⋯等），不止如此，人們還重新評估人體固有免疫

力的重要性，因爲只有強化自身的免疫力，才能擺脫口罩、擺脫社交距離、擺脫居家線上上班上課的畸形模式，重新獲得行動自由、交際自由、旅遊自由。

　　自身免疫力的提升是對抗疾病的根本解決之道，這也是本書作者們共同努力的方向！很感謝也很尊崇二位人間瑰寶 — 陳立維老師與蔡凱宙醫師，慷慨奉獻給讀者寶貴的醫學知識、養生之道與對抗疫情的臨床經驗，相信讀者們必能從中汲取靈感，矯正偏差，回歸健康之道！

郭漢聰牙醫師
「身與心的平衡」網站創辦人

自然醫學與免疫

　　十九世紀以來，西方醫學建立了「細菌病原論」基礎的倒果為因，以強烈化學藥物試圖消滅自體細胞，將人工病毒劇毒藥物注入體內，有目共睹死傷無數，空前浩劫在即，人工有毒疫苗趕不上細菌變種速度，注射有毒疫苗何時休？

　　令人感嘆的是，今日西方掌控全局設限醫職知識領域，一言堂一醫獨大的威權統治，致眾生於萬劫不復。

　　難能可貴的，欣見時代勇者蔡醫師擁有雙重醫學背景，從客觀智慧脫穎而出，跨出傳統西醫學框架成立蔡凱宙自然骨科診所，以自然療法為病人治療，是少數中少數，實屬難得，必能幫助無數走投無門病人脫繭而出重回健康，國人之福也！

　　本人於 50 年前身罹難解肝病，有幸經由斷食療法重拾健康，當時此法普遍聞所未聞，除了人性聞「餓」色變外，加上掌權西醫無情打壓，知者雖多行者仍少，推展最難莫過於理論全與西醫相反，經常被指稱沒有科學根據，直到 2016 年大隅良典博士榮獲諾貝爾獎後，批評質疑聲浪始慢慢平息。

　　自然療法是增強免疫法寶，只要謹記節食、斷食是醫學中醫學，自然療法中的主要療法，包括身心靈的脫胎換骨，絕無虛言！某日，最令我敬佩的蔡醫師來電：「我們了解真理的人如果不出來傳

福音，未來會遭到神的審判。」他以基督神愛世人慈悲為懷，濟世救人發心良善。祝他一路順遂，自然療法屬革命大業，幾十年來諸多經驗，前途仍有難以預測障礙，革命尚未成功，同志繼續努力 。

陳奕蒼
斷食先驅

最強大的免疫系統就在你的身體

勇者凱宙醫師，覺者立維老師：

在耶和華面前他們昂首無愧。他們是良心醫師的典範。對比一些為利益出賣良心的醫者，更顯得他大無畏的勇氣。疫苗這場世紀禍害和黑幕，哪一個醫生敢說他不知道？疫苗為現代醫學創造了史無前例的龐大商機，醫者嚐到了利益甜頭，也將良心黑化了。既然嚐到甜頭了，也代表這種事，將會再來。利益是驅動黑心最好的動力燃料。

凱宙和立維的挺身，是在一片漆黑暗夜醫學中的唯二光點，證明這個世間還有良心這件事。本書雖名為《免疫製造》，但內容是從疫苗為出發，談到醫學今日的重重內幕，健保和醫界的圖窮匕見，窮途末路是今日主流醫學的寫照。因此本書內容還大篇幅教導，如何提升自體免疫能力，凱宙和立維老師用其畢生專業呼籲吶喊，這是良知者的願心和悲心。

疫苗製造？在哪裡製造？就在你的身體。最強大的免疫系統就在你的身體，無須借助什麼疫苗和藥物。如何從自身提升免疫力，兩位醫生用其極度專業的素養，大篇論述與實證。尤其在本書第七話：氾濫的疫苗、抗生素、止痛劑這一篇，引用大量的數據，疫苗打越多，感染率越高。簡單的說「打得多，死得快」。這樣的資訊在

主流媒體一再被掩飾，也不報導，爲什麼？因爲一隻超大的黑手在遮掩，用我的話來說：醫藥界的利益足以買下整個中南海，可以買下全球政府菁英，他們沒有甚麼辦不到的。世間沒有可以形容其罪孽的文字語言。

兩位作者的嚴謹實證、論述。從微觀出發，從理論出發，從實務驗證。最終也回到古典醫學的人體設計原理，證實古聖先賢的智慧眞實不虛，古今輝映、眞相彰顯。這嚴重傷害現代醫學的藥品銷售，得罪地球上最大的利益集團，這是危險的工作，所以筆者常常提醒蔡醫師「小心背後有暗槍」。

自然醫學，良心醫生，一直都是醫學黑暗勢力的消滅對象，不是勇者不是覺者，大多選擇沉默。因此讀者閱讀本書，應該給予作者禮敬和功德迴向。期望這盞健康明燈能引發更大的迴響與反饋，能喚醒醫界良心，能警醒無知百姓。千年暗室一燈卽明。明燈已燃，願我們用虔誠的心給予讚美、支持、擁護。願世間無病苦，大地無災難。

游朱義
國際病症分析師

關於免疫系統的相處方式

很榮幸有機會了解陳立維老師與蔡凱宙醫師《免疫製造》書的理念，其近與推廣與闡述體免疫力的精細、複雜與強大。

人體的免疫力是複雜與精細的，擅自改變它平衡的系統，會有短期乃於中長期的影響，需多急性、慢性或老化的問題，透過免疫的調養，體會有很高的自癒力。但專科類別較細的醫學，會使用一些藥物或是激進的療法，片面改變免疫之平衡性，導致潛在的免疫失衡，而引起其他的疾病或不可逆性的傷害。

免疫不是片面性的，需要思考的層面很多，架構正確而強大的免疫系統是專科醫師必須學習的新議題。在後疫情時代，許多專科醫師無法判定，即使與多位其他專科醫師會診，依舊無法緩解患者病程之演進，也許是忽略了免疫紊亂與低落，這些時代形成的醫學謎題與後果。

期待，立維老師與蔡凱宙醫師，以更開放的經驗、訓練與思維，分享與走在造福所有因免疫問題困擾中與可能面臨之風險，使更多人免於走錯路，免於受更多苦，免於更多遺憾。

張朝翔
藥學博士

面對未來挑戰，
你的健康準備好了嗎？

　　作為一位心靈療癒導師，有幸與蔡凱宙醫師攜手合作了三年之久，期間也透過直播及講座等任務，認識了陳立維老師。這段時間裡，深深感受到他們對於健康的執著與對人類福祉的無私奉獻。蔡凱宙醫師以其在傳統西醫醫學上的專業知識為基礎，走出了一條嶄新的道路，將自然醫學融入到日常治療中。他不斷探索各種非藥物、非手術的療法，致力於讓病人重新找回健康與活力。他的堅持與努力，讓許多人受益良多。

　　而陳立維老師則以其對人生、對斷食與健康的深刻理解，以及對醫學的熱情，與蔡醫師攜手撰寫了這本《免疫製造》。他們的合作不僅僅是在醫學領域上的交流與合作，更是一種對人類健康的共同探索與呼籲。

　　這本書的誕生不僅是對疫情期間醫療制度與醫生的一大警訊，更是對整個社會醫療觀念的一次深刻反思。我深信，這本書將為人們打開一扇窗，讓他們更加了解自身的健康與疾病，從而更好地面對未來的挑戰。

簡宏志／彼得教練
心靈療癒導師

邁向自然、安全而有效的健康之路

2019 年底爆發的新型冠狀病毒 covid19 全球疫情，讓現代主流醫學的困境暴露無遺，面對肆虐的病毒，醫院除了支持療法之外，幾乎束手無策，只能期待疫苗，而緊急上市的新冠疫苗，非但未能如醫院專家所言可預防傳播，反而帶來了諸多嚴重副作用。

相比之下，自然醫學（輔助醫學）領域對於病毒感染（包括流感、腸病毒、泡疹…）早有各種無副作用的自然療法可以預防治療，但主流醫學的專家仍然停留在一百年前的思維，認為只有疫苗才是解方。他們無視自然療法的功效，甚至排斥和打壓自然療法，儼然是大藥廠的喉舌。

大藥廠擅於利用統計術語來誇大藥物（包括疫苗）的效用，真實世界的情況，新冠疫苗不但保護力不高，而且反而降低整體免疫力！注射之後，產生大量有毒的病毒蛋白，持續刺激免疫系統，耗損能量，製造大量抗體，四處攻擊人體細胞，免疫力大大下降。

傳統疫苗的副作用並不是新聞，可能引起因感染、硫柳汞毒性、佐劑毒性等產生的副作用，例如神經系統後遺症、自閉症。各國主流專家馬首是瞻的美國 FDA 與 CDC 高層，多數擔任大藥廠的有給顧問，所以即便收到疫苗的不良反應通報，也傾向隱瞞，於是副作用總被忽視或判定與疫苗無關。不過，這次新冠基因疫苗的副

作用實在影響太深遠，我們絕不能輕忽。

　　本書由蔡凱宙醫師和陳立維老師共同撰寫。蔡醫師長期投入自然療法、在疫情期間挺身而出教導民眾自我保護、批判新冠疫苗、守護民眾健康，令人敬佩；陳老師則是一位酵素斷食專家，透過推廣飲食減法幫助了許多民眾改善健康，而同時也以疫苗受害者家屬的角度來省思。

　　新冠疫情是一場全球性的災難，但也爲我們帶來了反思的機會，民眾或醫師都應重新審視現代主流醫學的侷限性。我認同不施打新冠疫苗的理念，同時也鑽研自然醫學，因此很榮幸爲本書寫序。相信本書能幫助民眾更加了解疫苗的眞相與免疫力的重要性，避免過度迷信藥物，並學習提升免疫的方法，邁向自然、安全而有效的健康之路。

謝伯欣
博馨診所院長

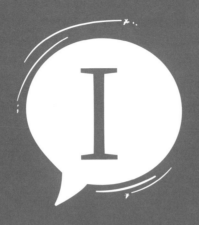

自然進化的
免疫系統與身體
密碼

身體會說故事，一個關於健康的故事，我們外在環境卻長期示範對身體的全面誤解。細菌、病毒、免疫系統，很單純的本能存在，因感染才有免疫系統，新生兒經由母體產道出生到哺育母乳，都在歷經細菌「感染」，也因後續環境的細菌接觸，才能持續壯大我們的免疫系統。

第1話
信號、醫生、我們的
健康財富(負)

我們慣性聽醫生、聽專家說，忘了身體其實也有話說！
會常警惕自己傾聽心裡的聲音，身體的聲音，有聽到且聽懂了嗎？

—— 陳立維

● 關於健康故事的版本

好萊塢製作人羅伯艾文斯（Robert Evans）說過「每個故事都有三個版本：你的版本、我的版本以及真正的版本。」

那麼關於健康故事的版本，就是生病了想要變健康、單純想讓自己比過去更康健的故事，最熟悉的莫過於保健食品品牌與藥廠的版本、使用者見證的版本，再放大敘事對象，還有直銷商、名醫、媒體版，哪一方所言才是真實的，你始終無從確定哪一種最接近健康的全貌，哪一種論述的可信度最高。

舉一種不時就重複上演的故事敘述，你來猜猜故事最後的走向是什麼。

有一位中年男性因為前往某某壽司店吃生魚片而感染血吸蟲。除了餐館種類成為敍述的標的，沒有經過煮熟殺菌的食物更成為新聞焦點。導引到的民眾印象是，食物最好煮熟吃，另外，這是吃生魚片伴隨的必然風險。

很少人會把這類事聯想到食客的免疫力太糟，有沒有可能這才是故事的真相？有沒有可能這只是一個不養護免疫系統的個案？當天也有其他食客吃到同一批生魚片啊！

一份文本多種解讀

人說的不一定是真相，歷史記載的也未必全是事實，敍述者的版本經常被視為故事的原貌，而我們都只聽到故事的一面，就當起裁判官來。

有關健康的客觀敍述，總而言之，可以歸納出三種版本：「產品（營養補給品）的版本、醫生（藥物）的版本、身體（免疫系統）的版本」。

前兩種版本很主觀，一般都比較高調，每每透過媒體、明星代言以及職人的專業角度，取得可信力，評價也相當高。後者屬於一般民眾相對陌生的部分，即使接受得了其客觀性，未必認同，如果你不經歷過身體敍述給你聽，讓你有感覺，最為經典的手法就是經歷幾天禁食，讓身體藉由排汗、尿、糞便等代謝機

制排出廢物，包含流淚、眼屎與打噴嚏在內，也都屬於代謝一部分，但一般人都傾向因爲不熟悉而遠離，畢竟大家刻板印象是沒吃東西就沒體力，自然無法做到所謂的代謝，下意識排除掉身體的說詞，寧願改採信其他版本。

身體的視角是生存的最大利益，這是我和身體對話將近廿年的心得。健康故事的敍述權理當由身體發聲，卽使身處醫藥立場，也需聽懂身體的聲音。

● 慣性，過度依賴藥物調整身體安康

周遭不乏年過四十，身上一大把藥物，吃藥已經是一種環境教育。因爲生病，所以吃藥，爲了健康著想，所以吃著各種補藥，我的疑惑是：「人類怎麼了？」，問題又指向另個疑惑：「人體究竟怎麼了？」

血壓要仰賴藥物控制，血糖得靠吃藥控制，是用藥者思想中的理所當然；流感季節一到，媒體就開始宣導施打流感疫苗的訊息，按季節施打流感疫苗的人佔了民間不小的比重，還有預防泡疹病毒疫苗，似乎可以「強化」健康的疫苗都來了，不禁令我懷疑我們的免疫系統眞有那麼脆弱？！

很多醫生向病患：「等嚴重一點再處理」，事實做了暗示。當醫生主觀認定嚴重時，即使是實話，病患會不會因此被誤導身體只會每下愈況？忽略它有變好的可能或跡象。

有一丁點流鼻水就趕緊吃消炎藥？

我堅持不使用藥物，有兩段重要的歷程。首先是從益生菌方向博覽群書之後，關鍵的啟發是「細菌與免疫系統對話」的敘述，那個時空背景，台灣正好有許清祥醫師研發一款平衡免疫系統 T 細胞的益生菌問世，攤在眼前的所有科學證據與很多過敏患者的使用心得，令我義無反顧成為這款益生菌的實驗對象。

畢竟從小時候開始，換季感冒是我每年必經的兩次免疫力考驗，將換季解讀成一種「過敏原」的說法，完全沒有概念，也不曾想過感冒可能是一種過敏表現。我把這款益生菌詮釋成「和免疫系統對話的尖兵」，長達將近十年，每天都補充，自從自己當實驗品之後，我不曾感冒，十年後維持兩三天補充一回，紀錄持續維持。

不過，我並不認爲身體會變好，是單純從補充益生菌而來，因爲接觸這款益生菌的半年後，因緣際會開始酵素斷食，每一季斷食七天是前幾年的計畫，對於身體和大自然的生命元素之間的合作深具信心，一路以來持續記錄身體療癒力不可思議的表現。

一般人幾乎無法理解不吃和免疫力之間的關係，其實關鍵在身體消化食物的能量耗損，撰寫《健康是一條反璞歸眞的修行路》也是我體悟健康必須實證的紀錄。

正確用藥觀念是適量、對症，其他交給自癒力

不使用藥物的第二階段歷程是自己閱讀習慣的收穫。國內外藥物副作用的書籍一本又一本的收納在記憶庫中，關鍵的領悟不從傷害面，而是從本質面，也就是藥物研發的起心動念。必須說，這是我開始閱讀哲學書籍後的思考角度，我深信很多人如果了解長久以來的製藥思維，和自然衍生的免疫系統與生態鏈後，就會知道人工藥物是多麼不堪一擊。

雖說我不用藥，但不代表我反對用藥，因爲不用藥需要有不用藥的態度，不打疫苗也要有不打疫苗的本事，差別就在於個人是否落實身體對健康的版本，正確傾聽身體釋放的訊息，跟著身體節奏走，對自己的免疫系統有自信。

可在一些救急狀況下，藥物是救人命的及時雨，諸如蜂窩性

組織炎，除了外敷用藥外，抗生素必須在血液細菌性感染之前派上用場，縱使我們都知道抗生素是細菌的頭號殺手，不分好菌或壞菌。很多用藥者會碰到停（減）藥的疑問，除了必須徵詢原主治大夫的意見外，當事人必須要有停用（減）藥物的心理素質，用藥或不用藥的責任都在自己身上。

● 信號，解讀身體發出的警示訊號

「酸、腫、痛」是身體最貼切的訊息，發高燒、疲倦、感覺鬱悶或神清氣爽，是身體釋放的描述，我們必須根據身體所言，深入追蹤想要表達的大意。

每一種不適都代表身體正努力要提醒的訊息，告知著現況。疼痛可能警示身體有哪個地方淤塞或沾黏，又或姿勢不正確還是壓力無從釋放的囤積，大腦要學習聽懂身體的信息，進而由提示從平日生活作息去調整；各種學習管道和復健方式都值得投資時間，而不是過度依賴止痛藥處置。

在不理解身體信號之下，所有養生的經營都是緣木求魚，必須理解養生的主體不是大腦意識，是身體意識，大腦的思考做的是研判、推測，身體一般都是直接反應問題所在，當然一個問題有可能源自另外的問題。現代人的身體存在過多不當的囤積，囤

積脂肪、毒素……導致身體信號無從傳遞，甚至對訊息無感，對最基本的酸疼痛無關緊要，以致錯失救治先機。

可惜的是我們環境長期浸濡「凡不適可以吃藥解決」觀念，同時示範對身體全面性的誤解。

＼蔡凱宙醫師來解答／

自癒力是最好的醫生！
聽醫生說不如聽身體怎麼說

身體到底需要什麼東西，我們可以用直覺來判斷，也可以透過不舒服來判斷。只是針對身體的需求，我們很容易聽信外在資訊。關鍵在於我們沒有真正的瞭解身體運作的原理以及方法，以至於無法提升身體運作效率。

● 異常訊號未必就等同疾病

我有位患者，膝蓋非常疼痛，但看膝蓋 X 光並沒有很嚴重，那怎會那麼痛呢？探究其原因，可能是長年吃安眠藥引起，問他為什麼，有些支吾答不出來。由於是對稱性的疼痛，我採取膻中穴放血[註1]以減少阻塞，放出的血竟是黑血一大碗。

注意到他眼神不對，進一步詢問近來有什麼是令他覺得遺憾，這才說出當年跟兒子因為教育理念不合而造成的重大傷害，

長期的自責以致於得靠安眠藥入睡。最後經家人協助終於找回健康，膝蓋的疼痛問題也治理了。這個就是身體、情緒和社會三個層面都要一起治療，才會治療成功。

　　人體是身心靈的組成，身體尊重我們的心，心也要學習尊重身體。身體有其自癒能力，可是我們的心如果受制於受傷和恐懼，會對身體造成很大的傷害。

　　有大部份原因出自現代醫學沒有瞭解身體本身的運作，單純將身體症狀視為疾病來加以診斷治療，反而造成身體受傷，強化病患恐懼感。

　　在不信任的基礎下，身體發出異常的提醒訊號、症狀，誤以為生病。比方說發燒並不一定是疾病，是身體癒合力上升、要排毒的時候，會以發燒因應。所以發燒時，並非直接處理發燒，而是要處理感染，或者是加速排毒，這才是站在身體的立場，給予適當醫療。

蔡凱宙醫師來解答

註 1：膻中穴會因為情緒不穩而阻塞，造成身體氣血循環不通暢，不通則痛，所以在膻中放血之後，可以減少許多疼痛。特別是對稱性，多處性的疼痛。

● 眞正傷害來自過度飲食、 過度呼吸

常聽到患者說：「我就這個年紀了」、「我就是老化」。這樣的說法只是找藉口，把老化當做理所當然，把身體示警（signs）當作「就是這樣、沒辦法。」

人體的老化不是理所當然，是不斷累積的傷害所造成，而傷害來自過度飲食和過度呼吸，只不過對這樣傷害毫不在乎。

最簡單的訊號就是感覺到肚子脹脹，吃不下東西。吃飯，每天三餐都要面對的事情，但一有肚子脹脹感沒有食慾，可能是身體放出示警，叫你不要再吃進來了，得暫停進食讓身體得以緩衝休息一下。

過度呼吸會引發焦慮、免疫失調等健康問題

呼吸也一樣，一般人呼吸 1 分鐘 18 次，每次大約 3.3 秒。過度呼吸會使氧氣吸入過多或過少，造成血氧濃度和二氧化碳平衡被打破，使得二氧化碳無法有效排出細胞，血液中的 pH 值會改變細胞的氧氣交換，進而引發各種健康問題，例如焦慮、免疫系統失調、慢性發炎、打鼾等等。

我們的呼吸分成內呼吸跟外呼吸。內呼吸指的是細胞交換氧氣跟二氧化碳，外呼吸則代表肺部一呼一吸的動作。呼吸與血液

循環中血液的酸鹼值有關，平常血液呈現弱鹼性，我們身體可以有效地排出二氧化碳，但當血液中的二氧化碳濃度太高的時候，身體會代償讓血管擴張，更易於將二氧化碳排出。可是二氧化碳如果被洗出去，變太低時，身體便會停止外呼吸，使身體的二氧化碳濃度回到正常水平。

　　腦幹中樞也是利用二氧化碳濃度來控制呼吸的次數。所以，平常呼吸的速度要刻意的放慢，讓每一口吸進去的空氣，能夠充分的在細胞內交換再出來，這時候可以提升呼出空氣的二氧化碳濃度，表示你有充分的交換氣體在排除廢物。

放緩呼吸次數增加肺活量讓氧氣有效交換

　　換句話說，過度的外呼吸次數，會造成每一次的呼吸無法充分交換氣體，反而會耗許多不必要的能量。因為每一次呼吸都要息肉啟動，這會消耗能量。因此最聰明的方法就是減少呼吸的次數，同時讓每一次的呼吸肺活量上升，如此一來，每一次的呼吸能夠把細胞內的廢物，也就是二氧化碳帶離開身體，血液才能夠保持呈現弱鹼性。

　　如果我們調配呼吸，從一般的 1 分鐘 18 次變慢呼吸次數為 9 次甚至到 5 次。也就是每次呼吸是 7 到 12 秒。這樣的慢呼吸法可以把橫膈膜打開，讓氧氣交換更有效率，二氧化碳排出更有

功能。這樣子就能夠讓身體進入一個很強的自癒狀態，血壓自然調控，疼痛自然減少。氧氣能夠有效進入細胞在粒線體中承接電子傳達，形成結構水，去除自由基，這就是細胞的自癒力。

● 改變一有症狀就找醫生開藥的慣性治療

　　排便、排尿，也是身體重要釋放的訊息之一，如果半夜會起床小便超過兩次，排除睡前喝過多水等因素影響，健康或許出了某狀況，不過當你踏入泌尿科診間，現代醫學處理手法是會暗示病患「有病得吃藥」，讓你感覺身體必須要靠吃藥打針，才能獲救。目前所有的治療都是標準化治療，超過或低於某個檢測數值，依規定必須投藥，卻不是個別化治療，更不是教你運用自身免疫力。

　　為什麼選擇吃藥，而不是選擇間歇性斷食來調整健康？我心中理想醫療是病人主動尋求健康之道，醫療人員也主動幫助病人學習健康之道，雙方彼此樂意分享。我們所推廣的醫學叫做「自然醫學」，「自律養生」新的醫療，順服自然，減少藥廠藥物的介入，凡事一定不要傷害人，人命關天放在第一位，藥服用多了，未必真對身體好。

喜歡跑醫院求解方未必有助健康

　　國人習慣就醫先上大醫院，常出現「三長兩短」掛號排隊「長」、候診時間「長」、領藥等候「長」，以及看診時間「短」、醫師說話「短」讓人很痛苦，從 2017 年 3 月《自由時報》報導嗅出貓膩，衛生福利部國民健康署藉此推動分級醫療，改調漲急、門診部分負擔，讓民眾就醫能別一味往大醫院。

　　這麼多年過去，在疫情期間因為到大醫院得 PCR 檢查，這種大醫院人滿為患的現象才稍有改善，不過衛生福利部統計處公開數字，2022 年門診人數也高達 115,271,468，根底的觀念還需花點時間去改變。

　　尤其疫情之後，2023 年台灣人看診的比例跟次數增加許多，以至於健保的點值，有原本的一點為 1 元稀釋到變成一點只有 0.75 元。動用了 43.3 億信保基金，才勉強把點值補到 0.9 元，也就是醫院做越多不見得越賺錢，有可能是越賠錢。

　　因為健保局付不出錢，只好打七五折付錢。這樣子會造成醫療業越忙越賠錢的情形，也不是長久之計。所以 2024 年 3 月讓基層診所能夠調漲掛號費，利用行政掛號費來補貼診所及醫院的收入。

陋習導致醫療藥物濫用

這些狀況都只是飲鴆止渴。最重要的是要讓病人能夠真正的健康，不需要醫生，也不需要大醫院。這才是全民健康的目標。可惜目前的健保制度，造成醫療藥物的濫用，造成患者的失智與失能，所以才會有長照 2.0 的需求。

或許我們該好好思考新一套系統，能夠跳脫目前大醫院分細科的思維模式，治病的根源是人，回歸到病人的身上做教育。我們要非常用心的回到自己的身體，問問身體到底還需要哪些藥物。和你真正信得過的醫生一起討論，如何一顆一顆的把藥物量降低，而不是遇一個症狀就開一個症狀的藥。用教育來取代藥物，教育就是一段時間的陪伴，醫療人員陪著病人，教導病人如何吃飯睡覺運動。做全面性的調整，才可能真正重獲健康。

● 回溯身體警訊源頭啟動自癒力

面對身體發出的警訊 — 最直接的疼痛，最佳解決法是找到它發生原因加以處理，疼痛自然緩解，而非長期使用止痛藥來鎮壓疼痛，用藥來控制病症。要記住藥是「壓制」，不是「解決」，更不是最好的選擇。

　　比方說膝蓋關節痛，可能是膝關節炎，也有可能是風濕性關節炎，也有可能是疫苗後的副作用，該做的是先找出關節疼痛的原因。用運動如果可以好的，大部分屬於退化性關節炎，透過加強肌力有可能逆轉膝蓋的退化，所以不急著吃藥控制。

　　如果關節痛是膽固醇用藥過量引起，那麼停掉膽固醇用藥，改用其他的營養品和方法來預防心臟病及中風。若三個月之內幾乎完全緩解疼痛，也就證明了藥物才是發生疼痛的病因。

　　好的醫生一定要幫助病人找到生病的原因，無論生理的或是心理因素，可惜目前醫療制度設計卻把身體與心理的醫生分開處理，相當建議患者本身定要把您心裡的疑慮，跟您的醫生講，如此才能找出最佳治療。

　　最近有不少患者跟我說很想斷食善終。我的疑問是為何不一開始就做規律斷食，用身體的自癒力遠離藥物跟疾病，也遠離失智的風險呢？平時就利用斷食清理身體，如同大掃除，老房子清一清，還是很好住。斷食不是為了斷氣，而是為了要讓身體的自癒力啟動，得到一個美好的生命。

　　用身體的自癒力消除疼痛，您的自癒力就是您最好的醫生。

第2話

睡眠不足、過度消化，最終導向免疫負債

現代人長期積欠身體消化債、睡眠債、免疫債，
身體會索債，而且會追加利息。
好好睡，好好作息，才有好免疫力，健康才有富。

———— 陳立維

● 時間到了就吃真的有益健康嗎？

生命的負債從吃而來。時間到了就吃的劇本，發展出胰島素阻抗的劇情，最終是慢性病纏身的結局。

關鍵的發生在胃液、膽汁、胰臟消化液集中處，那裡是十二指腸，身體細部分解食物的工廠。有點類似回收廠進行零件拆解，食物不但定點停留，耗損的生命力反應在消化道相關的病症，肝臟胰臟有點無妄之災。

因為食物是否具備自行發酵的實力決定身體耗損的程度，食物的料理方式則牽動了肝臟胰臟的勞累。當我們開始飲食咀嚼食

物，身體的消化道已自動辨識吃進的食物類型，開始準備消化液好分解食物，一旦食物具備自行發酵的實力，身體不會多此一舉參與食物的分解。相反，為了分解精緻食物，臟器消化系統得付出更多心力處理，耗損加倍是必然。我個人從認識身體到佩服身體的能耐，透過間歇性斷食的熟練，演練出有紀律不讓精緻食物進駐身體的日常作息。

不停的吃是替消化器官不停累債

　　幾乎每個人都曾有過肚子餓而沒進食的經驗，但你不會因為餓讓身體出現警告訊息，結論是身體自動遞補儲存好的「食物」。人得以活動，背後由葡萄糖轉換熱能供給所需，而糖分攝取自日常的米飯麵食，當糖分攝取過多，沒用到的糖會轉存脂肪，如果沒有從外界補充，在緊急需要使用情況下，身體會從自身脂肪轉換成葡萄糖，供給全身能量。

　　長期以來我們都倒行逆施，無時無刻想著吃食，身體沒有獲得適當休息，一直耗損生命在處理食物，讓身體一點一滴累積糖分，這些尚未使用的糖又轉成脂肪儲存，遲遲不去動用它，藏在我們皮下、四處塞，久了內臟被脂肪包覆一圈，這便是消化債。

　　會進行規律的斷食生活，就是為了活用體內的脂肪。不這麼

做的話，積欠的消化債到最後演變成免疫債。飲食習慣之所以剝奪免疫系統的戰力，關鍵在消化的能量耗損剝奪了免疫系統所需要的能量。最好的例子在農曆年後的醫療院所，尤其是耳鼻喉科和胃腸科，應該說你過年後走一趟家庭醫學診所就明白了。

　　道理很清楚，進出公共場合和不斷吃的攪和下，重度消化剝奪了免疫系統的後援，因為人在飽食時，精神體力都拿去消化了，哪有多餘去支援免疫系統運作，莫怪我們的免疫力會暫時豎白旗。

> 債務利息存在於複雜的生理生化，消化耗損、免疫低下、睡眠障礙彼此糾纏不清的利息效應，而病痛或死亡就是積欠身體債務破產的結果。

● 睡不夠、睡不好會發展成免疫債

飲食習慣勾起我們消化債，生活作息則影響我們的睡眠債。在路上碰到兩個人就有一個有微睡眠（Microsleep）的風險，現代人的健康危機以不重視睡眠最為嚴重，我曾在講座中調查現場學員睡眠狀況，幾乎很少有人每天睡足 8 小時，而且是以不足兩小時為平均數，特別是學生與上班族兩大族群。

微睡眠的前兆就是恍神，接著就是短暫的睡著，在上課中、在搭車中、在看電視時都可能睡著，最可怕的是開車或騎車的人若是在行進中入睡，後果不堪設想。

微睡眠是潛在健康風險

參考《為什麼要睡覺》作者馬修沃克（Matthew Walker）的說法，形成微睡眠的合理解釋就是長期睡眠不足。他說連續七天只睡七小時就有隨時進入微睡眠的顧慮，我聽到這一段演講的時候，想到不是這位講者瘋了，就是全球多數人類都瘋了。

話說回來，我們還是得面對如此嚴峻卻又很實際的課題，這個議題是我們忽略了睡眠，我們把睡眠的重要性踩在腳底下，我們可能都是曾經認為睡覺很浪費時間的那個人。

馬修沃克還說：「睡覺是最不花錢的養生方式」，意思是睡覺

是我們與生俱來的能力，可是我們卻把必需品看成奢侈品。你我寧願把時間拿去追劇、打遊戲、沈浸夜生活。

> 「細胞自噬（Autophagy）」獲得諾貝爾生理醫學獎成為全球性的養生議題後，睡眠和斷食出現了交集。

消化、睡眠、免疫三債相互影響

　　各種不利於睡好覺的因素纏繞在生活周遭，想起咖啡因的同時，千萬不要忽視安眠藥和鎮定劑鋪天蓋地的銷售。睡眠債也和消化債一樣，發展出耐人尋味的免疫債。

　　三種債務纏身，利息滾動下，身體很快會被掏空，想還債給身體，先做必要的停損。深化斷食體驗後，身體回覆我的解方就是配合身體的時間軸吃，同時練習不吃。該睡的時候，就該好好的睡，不假借外來藥物入睡。

　　因為人體的生理時鐘仰仗下視丘監控，這又分成自主與非自主時間狀態，若能讓身體的自主時間可以長一點，對我們養生健康會更有幫助些。

＼蔡凱宙醫師來解答／

少欠睡眠債自然還得了免疫債 要自然好睡不靠安眠藥入睡

　　每天有放屁排氣、吃得下、解得好、睡得著，不夜尿，站得久，走得遠，自然什麼病都沒有。平時多還點睡眠債，健康長壽不失智。

● 睡不夠會連小感冒都擋不了

　　人體有三種債務，消化債、免疫債和睡眠債，其中對生命危害最大的是免疫債，很有可能一次感染就嗚呼哀哉。為什麼這樣說，因為新冠影響，3 年多疫情使得很多人長期戴口罩，該正常感冒的時候，大家感冒卻減少了，但是一染上，多毒齊發，小感冒也會變成重感冒，其實這是一個生命的危機，免疫債就是如此道理。

　　換句話說，平時若能償還點免疫債，偶爾來點小感冒，只要

不是大病，是可以訓練我們免疫系統。不過影響免疫力最大問題之一是我們睡眠不足。一旦睡不足，容易造成免疫力下降，便容易身體發炎、生病。

睡眠可讓身體自我修復

大家可以觀察到生病的時候，醫生會規勸要多休息，其實是要利用睡覺來讓身體自我修復。要記住，好好睡，是不依賴任何藥物，用天然的方法得到睡眠，睡眠的時數要足，深度要夠。

睡眠時的呼吸得鼻子呼吸，千萬別張口呼吸，因為張口呼吸會造成口腔細菌滋生，沒有鼻腔支氣管過濾，病原體容易進入體內。那怎樣睡得好？睡眠不會被中斷、不會起床小便，不會打呼或是呼吸中止，能進入深層睡眠及有天然的快速動眼，才算是睡得好。

人類自然的睡眠有一定的時間循環，循環的時間大概是 90 分鐘，有淺層睡眠、深層睡眠與快速動眼期，其中最重要的是要有快速動眼期。在那當下身體會完全放鬆，因為大腦這時釋放乙醯膽鹼（acetylcholine）可以讓肌肉完全的放鬆，接著肌肉跟關節如同被打了麻藥一樣，完全不能動，血液也趁機進去肌肉跟關節將所有的廢物排出來。

依賴藥物的睡眠會反噬身體

　　反觀使用安眠藥換來的睡眠，是昏沉且不能進入快速動眼期，所以藥吃久了會產生副作用，一定有關節炎、肌肉痛症狀，跑到骨科門診來求診。

　　因此一個晚上的睡眠一定要以 90 分鐘為基礎，最少要有四次的睡眠循環。意思是最少要睡有 6 小時。如果睡眠時間前期不好入睡，最少要後期晚一點起床，特別是在青少年時期，因為大腦在發育如同嬰孩需要大量的睡眠，但由於目前的上學制度，又太早到學校，如果離學校更遠的話，那就會造成大腦的傷害。然而睡眠是大腦最重要的營養，比吃飯還重要。所以奉勸所有的人，重視睡眠，切勿依賴藥物。

● 睡眠債也會引起消化債

　　睡眠不足比存款不足問題還大，不僅干擾免疫力，也會牽連消化債。因為睡眠債弄得不好，還會很容易肚子餓，造成胰島素阻抗，身體會更渴望精緻澱粉，想吃甜食，肚子餓又亂吃，這情況則導到消化債，消化系統過度勞累，小腸裡面的免疫細胞便無法發揮正常功能，於是就更容易細菌感染、病毒感染，也會造成

代謝性疾病。

　　人體的這三種債務，彼此連成一氣互相連動，有欠消化債的，作法是少吃一點東西，讓腸胃道的白血球多休息，才能夠有力量的去抵抗外敵的入侵；睡眠債最好多多償還，保持好的生活作息、好好睡覺，兩邊債務有在清償，免疫債可以少受些。

　　其實我也鼓勵我的員工，除了國定假日，年休一定要利用，只有好好的放假才能夠做更久的時間，我們總不希望員工蠟燭兩頭燒，一下子就把身體給弄壞了。所以奉勸所有的上班族，平常覺得累就用年休睡個大頭覺，哪裡都不用去，枕頭山就是最好的修行地。

第3話

演化之路
細菌、感染與免疫

演化，設計了先天免疫，也同步規劃後天免疫。
評估免疫系統的成長，感染是成長的路徑，
細菌提供優質的環境，讓免疫獲得正面的淬鍊。
母體孕育胎兒的 28 週，藉由產道分娩，正是一場細菌感染而持續壯大
的免疫演化。

—— 陳立維

● 感染是免疫的淬鍊

「感染」幾乎不曾被正面解讀。因爲我們長大懂事後學習到感染的定義，可能是寄生蟲，可能是肉眼看不到的微生物，這些外來的生物體侵犯我們的身體，導致我們生病。若從另個面向觀察感染，是可引領我們認識出生前後的免疫系統養成，進而認識疫苗概念的途徑。

母親懷我們的時候，她的腸道自主收集更多樣化的細菌，將懷孕分成三大階段，每階段各三個月（三個月是懷孕婦女腸道菌

相研究的結論），繁殖三個月的豐富細菌團隊將陸續行軍前往產道駐守，在第二階段時便開始進行菌種的交接，第三階段未雨綢繆替分泌母乳與生產做準備，落定在導致婦女增胖的菌相，這也是為什麼到懷孕後期，孕婦會增胖增重的原因。最終細菌的任務是進入新生兒的腸道，協助新生兒建構維繫終身健康的免疫系統。

我們都因感染而有免疫系統，出生之後，我們也因來自母乳細菌及後續環境中細菌的感染而持續壯大免疫系統。

以自身來看，身體被感染後，為了確保壞人（通常是病毒）不再登陸，身體記住了壞人的長相，賦予免疫球蛋白辨識壞人面孔的資訊，確保下一次前線白血球部隊依然抵擋不住的時候，第二線的後防 ─ 抗體（免疫球蛋白）有能力防堵侵犯。

總而言之，免疫系統的成長就是一段感染的路徑，你可以說那是免疫系統的宿命，弄懂其中因果，你不會害怕感染，更不會對於病毒的傳染力充滿恐懼。

● 細菌、病毒也能是健康的朋友

繼續深思，我們都是被細菌帶大的，母體的細菌是提供感染的素材，沒有感染，就沒有免疫系統；細菌從母親的產道一直到

母乳，細菌從泥巴中一直到手中的玩具，病毒也不曾缺席，小時候的上呼吸道感染可能是病毒的傑作，也可能是細菌病毒協力的創作。

　　美國微生物學者露絲李（Ruth Ley）透過懷孕母體腸道細菌的轉變，科學記錄了人體和細菌之間的生物默契。懷孕母體有兩大任務，一是確保新生兒獲得足夠的多樣化細菌，另一是確保母體可以順利成就分娩任務，這兩大任務分別由不同的細菌分工完成。白話解釋，細菌要換班，任務完成後要交接，完全呼應了「聚量感應」（Quorum Sensing）[註1]的科學實證，細菌都是集體行動，而且要聚集一定的量才會發號司令，在懷孕母體內，有系統的細菌班表一直按表在操課。細菌的研究不斷對人類做出提醒，身為人，不容易同理他人的想法，當然更不容易理解細菌的行為，細菌有團結的需求，人類也有，可是做出效率的不會是人類，為何？

> 過敏基本上就是缺乏細菌觀而出現的症狀，新生兒太早斷母乳是很典型例證，長期餵食配方奶品，使得新生兒身體長期缺乏細菌的助力，導致免疫系統缺少細菌的對話基礎，過敏誘發率高。

菌叢與免疫系統強健有關

　　大部分細菌都不是壞蛋，《我們只有 10% 是人類》是一本詳述細菌重要性的書，作者艾蘭納‧柯琳（Alanna Collen）在書中引用一則足以顛覆我們養生觀的鳥類故事。庭園林鶯為了避寒必須長途飛行，啟程前，牠們大量進食，補足了身體的糧食需求，吃胖了幾乎都變成兩倍的體積。

　　一趟幾乎沒有食物的飛行到達目的地後，鳥兒都回到原來的體重，從一般人的養生觀點，這是完全合邏輯的做法，既少吃也多運動，這不就是最合理的減重邏輯？但戳破這套養生邏輯的正是另一實驗組 — 無法大量運動的籠中鳥，因為整個旅程被科學家控制在鳥籠的鳥兒也同步回到原來的體重。

　　原因就出在鳥兒身上的細菌，兩邊有著一模一樣的細菌決定庭園林鶯胖瘦與否。研究「聚量感應」的科學家巴妮巴斯勒（Bonnie Bassler）解答了細菌之間的聯絡方式，也確認細菌與生物之間使用相同溝通方式，問題的解答在細菌的生存環境。

　　由於細菌繁衍下一代的速度很快，它們把經歷而且適應惡劣環境的能耐記錄在遺傳基因中，確保子孫不再受制於類似環境的

註 1：聚量感應是一種與族群密度有相互關係刺激及反應的系統，細菌會利用群體感應調節基因的表現。

衝擊。

　　若要說我們人類有些人就是天生瘦子，有些人易胖不是先天決定，是我們體內腸道菌相決定。

● 腸道菌相

　　十多年來，民眾多少收到補充益生菌的觀念，欠缺的是更進一步深入腸道細菌的培育和養護。

　　腸道何時才確認屬於身體的意識中樞，相信證據都在近百年之內陸續被撰述，我閱讀過的資訊中，美國百年前的一位外科醫師羅賓森（Bryon Robinson）曾經記錄他的發現。

　　這位經常解剖大體的醫師觀察到腸道有通往各個器官的神經網絡，他直覺這裡是關鍵的資訊彙整中心，百年之間，「菌腦腸軸」翻轉我們對於免疫系的認識，細菌與免疫系統的關係也逐漸被釐清。

有好菌也要有壞菌

　　我們今天除了認知腸道的重要角色，也知道腸道裡面安置了號稱器官的一群微生物，過去稱「腸道微生物群

（Microbiota）」儼然一個器官，如今我們說細菌組織成我們身上的一個重要器官。這器官在我們身上配置的典故，必須追溯到多細胞生物開始在地球上繁殖的時代，從寄生和宿主之間的關係談起，形塑雙方共生雙贏生態。

細菌從宿主身上獲取食物，知恩圖報之餘，它們負責維繫腸道生態平衡，和免疫系統聯手組成防禦武力。共生的基礎一旦被誤解，放大和細菌對立的觀點，最後造成雙輸，細菌輸，身體（健康）也輸。

所謂菌相指的是腸道的細菌生態，想強調的是有益菌佔優勢，或是壞菌獨領風騷。菌相長成什麼樣貌，吃什麼影響最大，吃肉的人養吃肉的菌，吃素的人養吃素的菌，菌又是勾引食慾的源頭，形成愈吃什麼愈喜歡吃什麼的循環，換言之，想培養優質的菌相，吃什麼很關鍵，怎麼吃更是關鍵。

> 近代不少細菌學者不斷在人類糞便中尋找奇蹟，環境可能意外造就出一株具備神奇治癒力的菌種。據我所知，台灣已有醫學中心研究出腸道植入微菌叢，來達到腸道菌相平衡，作為治療疾病手法。

腸道菌相生態失衡最大原因是飲食習慣

　　干擾腸道菌相，飲食最為直接，首先是烹調手法，由於人類的腸道很長，食物必須留置腸道很長的時間，一旦料理的愈精緻，需要多加消化分解，留置在腸道的時間相對越長，而時間是影響細菌生態的因素，食物種類更是影響腸道菌相的因素。人類不宜食用太多肉類有其背景，食物不宜過度烹調（譬如油炸和燒烤），這些都會導致食物變異產生異質。

　　簡單來說，菜煮久了，會產生亞硝酸，吃多了，肝腎代謝得辛苦點：蛋白質遇油，高溫逼出陣陣香氣，吃來美味又幸福洋溢，可惜身體負擔也變多了。

　　再來是飲食頻率，進食區隔。吃多半是大腦的驅動，不是身體的意思，把白天原則上的 16 小時做合宜的進食區隔，除了是身體的意向，也是對菌相最有利的態度。斷食的科學理論基礎也可以從不需要身體進行消化工程論述，腸道菌相就在這段時間爭取到自在繁殖的空間，身體需要爭取自主營運，細菌也是，有計畫的回應身體，也回應細菌，養生教育最欠缺的學分在此。

　　過去的養生觀念是身體需要什麼便給什麼，現今的養生概念需轉換，改成身體想做什麼就做身體想做的事。我個人的心得，熟悉身上的菌腦腸軸，必須先尊重身體的晝夜節律以及時間軸紀錄，經營腸道菌相的同時，別忘了同步執行限時飲食（限制時間

食用精緻食物）。

● 抗生素扼殺了細菌也扼殺免疫系統

影響腸道菌相最後想說的是藥物，過度用藥扮演了免疫系統的隱形殺手，這裡不特指抗生素，很多藥物對於腸道菌相的傷害都不小，甚至把病痛所引發的情緒因素帶入，腸道生態可以形成一種惡性循環，所有不利於健康的因素都一併捲入。

抗生素傷害菌相的現象已不是新聞，其他藥物破壞菌相的研究報導也不少，多數都屬於特定藥物的後遺症整理，在各種醫學會中針對腸道菌相的影響都輕描淡寫帶過。我們常使用治療胃食道逆流的制酸劑 — 胃藥，其實也是會影響菌相生態。

每一個獨立個體有其特定的飲食喜好和保養習慣，用藥的程度多寡不一，藥物傷害菌相，間接傷害免疫系統必須是基本認知，或者是常識。

細菌、病毒、免疫系統，很單純的一件事，很本能的一種存在。我們視感染為免疫系統必經的逆境，細菌提供優質的逆境，抗生素則是劣質的逆境，因為抗生素的子彈敵我不分，經常把細菌社區良民殺得片假不留，是最會破壞菌相生態的頭號敵人。

醫生在不得不為的救急條件下，使用抗生素時，患者需理解

服用抗生素後的腸道困境，輕則腹瀉，重則免疫系統失去細菌的後援。好比女性爲何使用抗生素過久，容易導致黴菌過多有婦女病困擾，原因之一就出在它殺不了黴菌。

不重視細菌教育的後果，民眾從各個方面得到養護免疫系統的資訊，唯獨遺漏掉細菌對免疫系統的好處。

\蔡凱宙醫師來解答/

平衡腸道菌相生態，
有益免疫系統健全

　　我們都知道何謂「溫室的花朵」，溫室的花朵禁不起外面的風吹雨打。我曾將室內的植物移到室外，室內植物的葉子看起來翠綠，但室外陽光一曬，全部枯黃，得重新再長葉子。同樣的道理，人也不宜活在溫室當中。

● 偶爾生小病可以鍛鍊免疫抗體

　　俗話說的好，「垃圾食垃圾肥，清氣食吐目雷」。隨便吃、吃什麼都不挑的都可頭好壯壯，反而是那些過度看重清潔的，莫名罹患怪病，眼睛會突出來，這代表什麼？現代的人活在一個過度保護、過度消毒的環境當中，也就承受不了任何的感染。

　　常常說小病不斷，大病不犯，小小的病其實是一種小考試，讓身體產生抗體比較好。如果都沒有感染過一次或多次，那麼突

然來個大的感染，那就有可能會致命。不過生小病，不是要馬上吃藥，可以嘗試交給身體的自癒力來自行恢復。

身體的自癒力大概兩週、最多三週可以解決一些常見小毛病，如果還沒有辦法自行解決，則需尋求專業醫師諮詢。然而身體的呼吸及循環系統至關緊要，當你的呼吸心跳比起過去有重大變化時，代表它發出警示訊號，建議最好到醫院做個檢查，若最後證實只是些小毛病，不妨交付自癒力。

蔡凱宙醫師來解答

● 菌腦腸軸牽動身體免疫系統

自古以來，人類最大的疾病事實上來自寄生蟲，頭號敵人絕不會是細菌。例如瘧疾原蟲，曾對族群的生命造成很大的傷害，在一些紅血球比較小的種族，比方非洲某些部落有鐮刀型紅血球細胞，他們在瘧疾的流行地區比較可以存活下來，原因是瘧疾原蟲在變形的紅血球身上比較不容易繁殖。

細菌就不一樣了，它不是低等細菌，是你肚子裡面的眾生。確實有些細菌會造成疾病，但是平衡的菌相促進人體的健康。我們腸道系統可說是菌相生態所在，充滿各種好菌和壞菌，這些腸道菌又與免疫、神經、內分泌系統相連，是會直接影響我們身體健康。

　　舉最簡單的例子，腸道主要扮演消化吸收角色，腸道周邊有許多淋巴結，白血球在負責檢查與防衛，所以當你吃錯東西造成嚴重過敏甚至中毒，腸胃道會利用嘔吐或拉肚子方式把髒東西排出去。或者消化道內產生許多的氣體時，會令腸胃咕嚕咕嚕叫，這些都是腸道日常的工作。

　　另外，腸道當中也有許多神經細胞，這些神經細胞也會和大腦互相溝通，可造成我們情緒的變化，有時候快樂、有時候悲傷，跟天氣的變化沒兩樣。因此人們應該要接受自己的情緒有所起伏，就如同接受天氣有所變化一樣。

　　千萬別想一有憂鬱「症頭」就請醫生開藥吃，求吃了後不會感覺悲傷，久而久之，悲傷無感，連快樂也無感，更嚴重的是會開始，懷疑人生，甚至有自殺傾向。這些都是用錯方法，藥物介入太多，沒有順其自然的結果，忽略憂鬱時最重要的是要能找到朋友支持。

不能光殺菌，要注重菌的多樣性

　　回頭再看細菌和我們的關係，人體與細菌共生，同時細菌也會決定人體粒線體的功能。粒線體原始的時候，像一個細胞外的細菌，被吞食到細胞裡面，細胞的粒線體和腸道的細菌，用很特殊的管道在溝通，目前認為是微小的氣體。也就是細菌產生的氣

體，精微物質，會透過血液的循環到細胞裡面產生能量。

人體如果沒有好菌必死無疑。不過，對細菌恐懼會對人造成傷害，而不斷的殺菌，到最後，這個殺意就會反饋到自己的身體裡面來。

一般而言，健康的時候壞菌佔 30% 好菌佔 70 %。生病的時候，壞菌相對增加，這時身體會用方法將壞菌排掉。養在身體裡的菌，必須注重它的多樣性。每一種細菌都有它特殊的功能，有些病菌會導致疾病，但是它會導致疾病的狀況是其他的好菌太少，只要好菌多了，壞菌怎會做得了怪。

所以我們強調要創造一個好菌多的環境，但不用刻意消滅壞的細菌。

足夠膳食纖維決定好的腸道菌相

想要有好菌多的環境，我們的腸道群需要大量的膳食纖維。雖然人體無法消化吸收膳食纖維，但有些東西無法透過洗手清洗掉，一旦吃進體內，腸道細菌便可以利用膳食纖維來消化，意思是我們要有足夠的膳食纖維，才能形成足夠的糞便，才能順利將廢物排出。

纖維是細菌的食物之一，要養平衡的腸道菌相，需要膳食纖維。一環扣一環，腸道黏膜才會健康。古代的人類食物中有許多

的纖維，因爲他們使用的都是「眞材實料」，鮮少科學加工，哪像現在過度烹飪、過度加工，飲食精緻化，所有的纖維在加工過程中被去除，好方便保存。我們能夠從食物裡面攝取到的纖維就變少了。

小心胃藥干擾腸道菌相

　　除了精緻飲食，藥物也會影響腸道菌相的健康平衡。尤其過度服用 PPI 胃藥會導致小腸菌叢過度增生（SIBO，Small intestine bacterial overgrowth）。市面的胃藥雖然可以減少胃酸分泌，能把胃酸從 pH 2 變成 pH 值 6 以上，相對也會造成胃酸的嚴重不足，只有原本的幾萬分之一。

　　勿忘了我們人類的胃酸，就是一個很好的滅菌系統，同時也是一個發酵槽。在胃裡面好好混合胃酸，爲小腸創造一個可以好好消化吸收的環境，一旦吃錯食物，胃會不舒服甚至把它吐掉。

　　當胃食道逆流的時候，最重要不是把胃酸下降，反而是要檢討你吃的食物是否太多的食品加工，或是吃太多了，因爲太貪吃也會造成胃食道逆流。只是目前的醫學並不檢討食物而採取用強效的藥物讓胃酸分泌不出來，這樣不僅造成腸胃道裡面的細菌被大量改變，也使得致病細菌容易長驅直入，在小腸之中消耗掉人體本應吸收的營養。

所以要回歸到腸胃道的基本設定。用天然的食物，細嚼慢嚥，有逆流就要檢討吃錯什麼食物，而不是一味地用藥物來壓制症狀。不餓的時候就不要吃東西，那麼擔心餓的時候會胃痛該怎麼辦？這時可以喝一點點的油脂來保護胃壁，也可以用一點點鹽刺激口水的分泌，適度吞口水也可以減少腸胃不適症狀。

● 排便順暢可以平衡菌相

不只正確飲食習慣與補充足夠膳食纖維，可以幫助到腸道菌相，排便順暢也是平衡菌相的方法之一。身體要能夠把髒的東西排出去，好的東西才能夠吃進來。

至於要怎樣才能有好的排便習慣，有個很簡單的方法，就是蹲著排便。小時候家裡的馬桶多數是蹲著的，所以非常時期容易使力，5 分鐘內即可排便，不過現在大家習慣用坐的，加上上個廁所也要滑手機，排便的時間超過 20 分鐘，大有人在，而且還會解不乾淨。

排便姿勢的改變，很可能也是現代人菌相不平衡的原因之一。大家不妨試著坐馬桶時，把身體往前傾，拿一塊小板凳把腳墊高，讓身體和大腿的角度呈現 30 度左右。這樣子可以加強腹部的壓力，有助於排便順暢。[註2]

長期坐著會讓腸道蠕動功能變弱

　　另個最簡單有效且促進排便的方法，早上起來喝約 200CC 的溫鹽水，注意吞嚥的時候要一大口專心用力的向下吞，這時候從喉嚨造成的蠕動波，會刺激腸道的蠕動，在大腸造成排便的反應。

　　或者晨起，跪在床上禱告，主要是跪著的動作能幫助腸道蠕動，千萬不要一早起來就坐著。因為坐著會阻礙排便。很不幸的是，目前台灣居家的馬桶已經全部變成坐式馬桶，台灣人越來越不會蹲了，研究顯示排便不乾淨也會造成大腸癌及巴金森氏症的增加。

註 2：有什麼方法可幫助排便順暢，可參考 Youtube 影片「蹲的好處」

第4話

與生俱來的
免疫機制

免疫細胞不但有殲滅病原的實力，
它們還能夠完整辨識並記錄病原的長相。
只要病毒未產生病變，就能供予下回遇到相同病原，做出防禦機制。
勿忘療癒是身體的天賦，健康是身體的天職。

—— 陳立維

● 黏膜是病毒侵犯的第一道防線

提到白血球，沒有人感覺陌生，它們好比警衛，好比駐守在前線的軍隊，這是人體最進階的防禦武力，號稱先天免疫。身為人，你不可能有呼吸心跳，卻沒有免疫系統，一樣的，你不可能擁有後天免疫力（免疫球蛋白防禦力），卻沒有先天免疫力，邏輯上不成立。

所謂後天免疫，就從黏膜免疫細胞記錄病毒的長相後開始建構，這是後天免疫的正常流程，身體精準記錄病毒結構。

即使是令人聞之喪膽的致病性病毒進入你的體內，不代表你

就會確診。被病毒侵犯，第一線的防衛就是黏膜，當黏膜的免疫大軍把戰況守住，病毒未能搶灘成功，身體等於沒有受到侵犯。黏膜在哪裡？皮膚、呼吸道、消化道、生殖系統等，都配置了黏膜組織，也就是以白血球爲主力的免疫細胞駐守的第一道防線。上面駐守的是細菌，下方駐守的就是免疫大軍。

人體細胞會記錄病毒形成抗體

舉巨噬細胞爲例，它們就是駐守前線的肉搏戰勇士，巨噬細胞是一種所謂 APC（Antigen Presenting Cells）的細胞，直接翻譯成抗原顯示細胞，更容易理解的說法是模具細胞。當我們（巨噬細胞）把敵人（病毒）殺死後，從屍體上探指紋以及拍照，然後把資料上傳到總部，總部的電腦系統就會建檔，然後製造出對應的抗體。

整體戰備系統的重點在第一線的防衛以及模具的製作，以國安來比喻，人體的國安局在腸道，腸道的電腦系統必須仰賴前線的黏膜組織運作。感染之後，針對特定病毒的免疫球蛋白已經儲備，這部分的後勤戰力存在，當身體被相同的病毒侵犯，第一線的黏膜免疫戰力依然是身體防禦武力的重點，即便病毒可能不斷變種，免疫球蛋白的辨識能力不一定管用。

● 疫苗是仿免疫系統卻不能取而代之

疫苗本質上有模具製作的概念，唯獨跳過人體黏膜組織的路線，缺乏製作模具的實力，是一種另類的製藥創意無法承襲身體的天賦。

概念雷同配方奶粉試圖模仿母乳，少了母體專利製作的抗體，也缺少母體特別運送的有益菌，兩者最大的差異就源自於食物生命概念的缺乏，母乳的生命本質無法複製在配方奶粉上。我用「生命」來形容而非使用「能量營養」，主要是「生命」一詞涵蓋更廣泛，本身涉及了供給生物生理機制所需營養成分，也涵括酵素、細菌在內，母乳就是這麼特別的存在。

反觀配方奶粉就只是模仿，在沖泡過程中，而且經由熱水沖泡，細菌與酵素也完全不存在了。不過一般人可能不這麼想，明明自然物唾手可得，偏偏傾向仿天然的人工物。

疫苗也一樣，不能因打了疫苗，便可取代免疫系統，誤認這樣的人工後天免疫力可以全面取代先天免疫力，甚至疫苗也不能取代人體的後天免疫。

● 免疫是自癒的基石

　　身體從病況到康復是怎麼發生的？對一般人來說，療癒就是從家裡到診所、醫院的距離，隨機問身旁的人：服用一星期感冒藥之後康復，該感謝醫生開給你吃的藥，還是感謝你自己身體恢復得快？十多年經驗下來，感謝醫生的多。我們都知道，那些感冒處方其實不負責到康復，它只負責舒緩和減輕症狀，真正讓我們下床而且回歸正常生活的是免疫系統。

正念思考影響自我療癒力強弱

　　鑽研醫藥世界多年，我不再針對病毒或細菌和藥物的關係去論述感冒處方有無益害，想提醒的是「安慰劑效應」[註1]（Placebo Effect），大家比較聽得懂的是「心理作用」。神經科學早有研究，心理作用幾乎是現代人身體運作的療癒主力，因為信任所帶來的安全感，有專業靠山的安全感驅動民眾身心療癒。

　　除了正向鼓勵病人，同時激發病人的自信心，順著心理作用的流動可望達到最佳的治療成果。萬一醫生反過來說了病人不中

註 1：安慰劑效應又稱偽藥效應，是指病人獲得無效治療，但因為相信治療會有療效，症狀竟然得到舒緩現象。

聽的內容，譬如「很嚴重」、「很難醫」或是「不會好的病」，等於爲病人的希望打了折扣，或直接澆熄病人可以康復的信心。

免疫系統也會被生活作息左右

完成《初斷食》這本書的撰寫，在出版社正在編輯書本的某一天，領悟身體卓越的幾個字出現在腦海中：「療癒是身體的天賦，健康是身體的天職。」這 16 個字被我放在書上的簽名頁。身體的療癒能力超出我們所能想像

和身體合作，和免疫系統同步，讓工作和休息理出最佳的平衡，讓呼吸和睡眠調節出最穩定的情緒，讓汗水和多巴胺共同撰寫喜樂的樂章，讓身體的療癒天賦全然釋放。

\蔡凱宙醫師來解答/

一有症狀就服藥？！
過多藥物會破壞免疫第一道防線

養生的方向是不倚賴藥物，更不需要過度依賴疫苗，因為人體本身就是一個自癒能力非常強的超級機器。人在被創造的時候，就被賦予了這樣的能力。

如同我們身體防衛組織 — 黏膜，當黏膜分泌物增加，有時只是排毒反應，不應該用抗組織胺去抑制黏膜的分泌功能，有時順其自然把毒排掉，就是最好的治療。比方說打噴嚏，是把鼻腔中的黏膜液清除，身體的免疫系統，會將死亡的細胞及陣亡的白血球，利用黏膜分泌到身體外面，身體就用打噴嚏咳嗽將這些垃圾排出，如果刻意不打噴嚏、不咳嗽，垃圾就沒有辦法排出去體外。

因此用止咳藥，是否會覺得好像讓咳嗽更持久，比沒吃藥時更嚴重，那是因為和身體的自癒力對抗，小病變成大病。因此我們主張，要認識身體的自癒力，而不是聽藥廠的話。

可惜我們逐漸忘記人體的自癒力，與生俱來的免疫力，轉向誇大藥物和疫苗的療效，試圖用一顆藥處理局部，卻傷害了全部。只想打擊特定的敵人，卻忽略了打擊特定的敵人也會傷害自己的細胞。

蔡凱宙醫師來解答

● 化學製藥使用時間建議短於 3 個月

醫學的老師對於新手醫生最基本的要求，就是不能夠傷害病人也不可以傷害同業。自古以來醫生一定要站在病人這邊，為病人講話。醫生不能站在藥廠那一邊，為藥廠講話。醫生也應該站在貧苦的人民那一邊，而不是站在統治者的那一邊。

西方醫學之父 Hippocrates 的治療第一守則叫做 Do No Harm，治療之前一定要先考慮副作用，原因在於藥物跟疫苗造成的傷害比起帶來的益處還要大。

藥物抗膽鹼成分吃多，會影響副交感神經失調

目前許多藥物包括安眠藥、肌肉鬆弛劑、神經內科用藥甚至腸胃科用藥，都有許多抗膽鹼的副作用，也就是吃了以後會容易口乾舌燥，副交感神經失調，而我們所有黏膜分泌都需要副交感

神經作用。可以想像用藥過度，會造成什麼影響。

　　我們一味的用藥物消毒，甚至透過疫苗來傷害我們身體的免疫系統，將使得身體逐漸忽略掉原本就在保護我們的黏膜系統。忽略許多藥物會引起腸胃道細菌的改變，過度使用反造腸胃道細菌改變。凡是化學藥品，最好盡量少用，使用時間盡量短於三個月，千萬不要相信長期用藥可以把病治好。因為長期使用藥物身體的傷害會超乎你所想像。

　　為什麼是短於三個月？人體紅血球更換一次的時間大約是三個月，這是人體的循環時間，三天是一個階段，三個禮拜是第二個階段，三個月是第三個階段，如果健康的事情能夠持續三年，一定有所成就。而其中最重要的關鍵就是能不能夠持續三個月，就如同一粒稻米變成一梱稻穗一樣。要有收成必須持續的耕耘。

● 細嚼慢嚥有助自癒力上升

　　那麼該如何優化免疫的第一道防線黏膜？我常常跟別人講要保護黏膜，就是小時候老師告訴我們的細嚼慢嚥。

　　因為黏膜好不好，可以用流口水的多寡來區別，這道理源自副交感神經操控人體所有黏膜分泌，口水也是黏膜分泌的一種。人在緊張、神經特別繃緊的時候是不太會流口水，整個放鬆鬆懈

下來時，口水會流較多，所以你的黏膜好不好？可以用流口水的量來辨識。這也代表過多的壓力也會抑制免疫力。

而細嚼慢嚥可以產生口水，口水分泌了，表示副交感神經有在運作，身體的自癒力也會上升，腸胃的工作效率也會提高。所以每一餐、每一口都細嚼慢嚥。讓口腔的黏膜受到充分保護，自然而然身體就會健康。

蔡凱宙醫師來解答

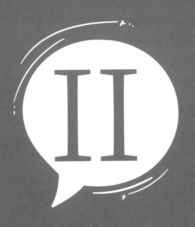

藥廠免疫製造

免疫不聽身體的,反而相信被操作的主流意識。我們寧願身體力行實驗室誕生的健康法則,不願聽從自然演繹的免疫法則。以近 3 年新冠疫情帶動的生化科技與醫療現象,重新解讀免疫製造。斷食,非免疫、自癒萬靈丹,同理,疫苗、藥物也是。

第5話

抗體
並非萬無一失

後天免疫和疫苗都有救人命的初衷，
可是安全性考量不相同，進化的紀錄和人類自然智慧的紀錄不盡相同。

—— 陳立維

● 終生免疫vs.後天免疫

記得我國中時得到腮腺炎，父親告訴我一生不會再被感染，當時不是很懂這是什麼道理，只知道每個人一生就只會得這麼一次。感染過一次，就會產生抗體，就有能力抵禦相同的疾病。

打破砂鍋問到底，「為什麼會有抗體？為何不直接讓白血球守第一線就好了，為何還得花功夫製造可能永遠都不會用到的抗體？」我的解釋是「未雨綢繆」。只要病毒不變種，被侵犯後的身體會永遠記住病毒的結構，確保這隻病毒不會再對身體造成任何的傷害。這即是終生免疫。

「母乳裡面為什麼要準備細菌？生產過程中一次給足不就夠

了？」道理也是，唯恐不夠所以多準備一些。事實上科技文明果真應驗了母體的顧慮，剖腹產錯失了產道的細菌，配方奶粉更加強化了細菌的闕如，自然的渠道和人造的創意永遠無法併行，人類大腦的思維永遠趕不上細菌和生物體之間的生物默契。

　　進一步分析人體的很多結構，譬如闌尾和膽囊，人體再怎麼進化，這兩個小結構都還存在。以為幾乎沒什麼功用的闌尾，其實是腸道的防空洞，腸道環境如若經歷類似暴風雨的侵襲，當腸道不利好菌生存時，闌尾提供了有益菌需要避難的處所。

　　膽囊也是特別的存在，當膽汁進入十二指腸執行消化指令，待消化後，膽汁會被回收回膽囊，如果吃進的東西油脂愈高，所需要的膽汁也就愈多，膽囊的存在彷彿早知膽汁的回收量可能超出預期，現代人的食量和過度烹調的食物都呼應了進化的預言，醫療一般認知用處不大的器官都存在天擇精準的看見。

　　人體是高度進化的成果，唯獨會用個幾十年甚至百年，免疫球蛋白的設計有預留人生美好歲月的巧思，相同的病毒將不會對身體造成影響。這是人體進化的宏觀，可是細菌病毒也同步在進化，天然免疫的存在是否足以制衡微生物的改變，關鍵在生活中包括飲食和睡眠等相關面向。

　　在天擇的視野中，設計免疫球蛋白抗體和延長母乳的生產期，都和預防保健未雨綢繆的出發點一致。

　　從終生免疫反觀後天免疫，它其實是一體兩面，人體無從預

言病毒的變種，就像人體無從預言腸道細菌抗藥性的發展一般，所以抗體本身不是一種萬無一失的設計，可是至少它在進化的進程中有一定貢獻。

我們的免疫系統有著戰鬥力（先天免疫）與辨識力（後天免疫），後天免疫主要提供感染病毒紀錄，先天免疫則提供殲滅病毒責任。

● 病毒與抗體

假設病毒絕跡了或大幅度變種了，代表身體裡面準備好的特定病毒辨識抗體沒有存在的意義，同理可證由病毒製成的疫苗，雖然也有未雨綢繆的性質，可是它無法預言微生物的進化，遇到病毒變種，疫苗製造出的抗體認不出病毒的話，意義何在？那麼全仰賴疫苗達到免疫效果，是否真能百分百保證？民眾有必要從這麼清楚存在的道理中，領悟到天然免疫力才是王道的事實。

更何況大自然的環境（自然的免疫進化）與實驗室的環境（疫苗藥物的科學產出）之間，如何評估免疫系統的得失或消長，也是一大癥結。尤其後者，企圖用人工取代天然，根本無法預測其所添加的化合物，在我們身體內會產生多少負面效應。

　　換個比喻來說，看看你手上的手機，從早期的大哥大發展到今天的智慧型手機，我們大概忘了已經淘汰掉幾代。回溯所有在醫療進化的路程中被歷史遺忘的設計，有些早已不能使用的藥物還在使用，未雨綢繆不管用了，剩下既得利益在後面操控著。

　　較適當的做法不該是以正確的飲食養生法，鍛養出平衡的腸道菌相，藉以培育好的免疫系統？

> **免疫系統是需要病毒進駐好準備抗體，抑或單純需要病毒來驗證戰力。**

第6話

一疫之間，
我們付出的社會成本

新冠肺炎全球浩劫，一疫 3 年多光陰，
免疫系統與病毒抗爭的血淚教訓，
與我們最近也最敏感。

陳立維

● 針劑防疫

　　三年多新冠疫情，濃縮了可能 30 年、可能 60 年的人類醫療史。我的角色算是有點僥倖，也有點慶幸，從完全不懂事就開始觀察，我觀察生病，也記錄醫療生態。2003 年的 SARS 已經將近 20 年前的事情，新冠疫情證實了人類沒有在每一次的大規模疫情後痛定思痛，居安而不思危，導致更大的衝擊一波又一波的降臨。

因爲對病症放大解讀引起社會恐慌

　　這幾年對疫情的印象，民衆記憶最深的是恐慌，有人說封城後街上的一片淒涼，有人說門市生意慘賠，有人想起大排長龍打疫苗、買不到口罩，大家得實名登記限時限額購買，也有人質疑疫苗的必要性。

　　回想國內瘋傳急需疫苗的第一波恐慌，我能感受到這種急就章是怎麼發生。那時候「預防勝於治療」的提示都還在每個人腦海中，大家都想著趕快預防，真正整件事情的局面卻是治療，因正規疫苗的生產程序必須經過完整的人體實驗，當疫情已經全面擴散，疫苗的製造生產明顯緩不濟急，治本之道必須落實做好個人衛生習慣，諸如洗手消毒、戴口罩等，作爲身體的第一道防護，以及減少人群接觸等多管齊下，並非單一主張以疫苗來杜絕。

解封回歸日常後的疫苗需求度不再

　　如今回顧疫情過程中民衆的恐慌無助，必須說是長期缺乏免疫系統教育和養成的必然現象，暴露了人類因爲仰賴醫療而傾向被動養生的結果，出現症候再來想辦法，身體不適再來找醫生。

　　有多少在疫苗隊伍中的民衆心中很徬徨，多少聽到疫苗副作用的消息，可是都礙於家人和工作資方的鼓吹，疫苗打進身體那一刻，有不安，也多少有所交代。有一位朋友告訴我：「打完疫苗那一刻，我就後悔了。」對於這種心情我能理解，可是也有我自己的解讀，這是養生不夠紮實的必然結果。

　　從環境的現實反觀養生態度的落實，通常出現兩種窘境，一是知道這樣的養生觀念，心裏卻是打問號，終究是沒親身體驗過，所以懷疑。另個則是知道也認同，卻爲實踐找了一堆推卸的藉口，推託著忙碌沒時間，推託著「這樣做好難」，不過這通常不是難不難，而是願意或不願意。

● 一味善後的代價

　　指揮中心盡了責，守住了疫情，唯獨民衆沒有學到教訓，台灣人多出一道口罩防護，積極的防堵細菌病毒。疫苗施打持續在宣導，除了流感，還有其他種類的疫苗，這個時候，民衆需要屬於自己的思考力。

　　免疫系統才是對付病毒的利器，回想細菌是免疫系統發育和成長的唯一媒介，山林是提供孩子免疫系統發育的最佳場域，然而疫情間被關在屋子裡的孩童、每天出門都戴上口罩、噴酒精的

民眾，眼前的畫面顛倒了，順序搞錯了，日子愈過愈不對勁了，擁有強大免疫系統的現代人過著沒有免疫系統的生活。

紊亂作息漠視免疫系統抗議

　　這段期間，醫療做的就是為不養生的大眾做善後，給予藥物針劑做緊急療癒。針對不養生，我所陳述的是現象，沒有任何貶抑的意思，基本面就是沒有做到顧好自己的免疫系統。不愛惜免疫系統的彙整，在不重視睡眠與身體白天忙於處理食物之下，在忙碌的現代生活中，還得累加處理不完的負面情緒，根據菌腦腸軸原理，要特別留意身體會記錄情緒的軌跡，容易發怒生氣的人，可是牽動著腸道菌相和免疫系統。

　　現代人幾乎都是善後養生，有問題再來想辦法找名醫。明明好好睡覺和好好曬太陽可以提升免疫，偏偏捨棄不要，要把自己送進醫院。如果顧好免疫系統屬於正事，那麼沒顧好就必須為沒做好正事而善後，在醫院候診的多數人想的是快速康復，不會反思自己不當的生活作息，也不願意學習免疫系統的真正需求。

　　生命經驗出現這樣的提示：已經發生的事情就不再糾結，蔡醫師和我看到的是即將發生的以及未來會發生的。我們的思考是：未來怎麼辦？繼續這樣下去，我們的子孫怎麼辦？這三年多的疫情史要如何記載？歷史上將記載疫苗的功勳？還是被疫苗帶

進墳場的家屬可以收到疫苗製造商的致歉？身體不需要疫苗的事實，哪一天可望記錄在人類醫療史上，附上醫界對人類最真誠的歉意？

> 疫情期間，我在線上課程持續呼籲，顧好免疫力務必做好三件事，每天睡足睡滿八小時，每週斷食兩天，不要堆積不好的情緒。

＼蔡凱宙醫師來解答／

選擇向來不是只有一種！
從新冠疫苗反思自體免疫製造

　　這三年多來，台灣人的普遍認知就是防疫視同作戰，我們把一切交給指揮官。在疫情期間，我們收到一項指令，只要大家都打了疫苗，我們就可以恢復自由的生活。這就是集體的恐懼，是在集體的偏見中，一種非常可怕的集體精神病。

　　我們看到人性在恐慌之下，在高度的被隔離之下，做出最荒謬的決定。亦可說是人類醫療史上最荒謬的一段歷程，每一個人都不一樣，每一個人對恐懼的反應都不一樣。卻有一個共同解方── 疫苗。

　　打疫苗是急就章，還是充分考量、獲得安全證明的決策？公衛政策應該是全方位，而不是只有一種。在戴口罩、勤洗手，以及鋪天蓋地的疫苗施打宣導下，問題是為什麼我們沒有其他第二種防疫方式？

● 虛化的健康選擇權

截至 2023 年 1 月 18 日止，台灣施打新冠疫苗死亡人數共 1,610 人，疑似嚴重不良事件 9,108 件，疑似嚴重過敏反應 50 例。阿宙醫師曾經待過的台大骨科，約有 200 多名醫生，在注射新冠疫苗後，一死一重傷。

所以疫苗到底安不安全？我們不要憑感覺，也不要因身邊的人打疫苗死亡而情緒發言，我們就只看數據。疫苗雖然有致死風險，但如果在安全數據範圍內，仍然可被視為安全。所謂安全數據，百萬分之一（1ppm）的死亡率是基準。

台灣約有 2300 多萬人口，假設無論男女老少，每個人都施打疫苗，死亡人數必須在 23 人以下，才能被視為安全的疫苗。我們寬鬆一點，取整數 25 個。全台每一個人都打疫苗下，死亡人數能接受的範圍是 25 人，那才叫做安全的疫苗。

已知的副作用 vs. 可承受風險

但是我們有幾個呢？ 1,610 人！嚴重副作用近萬人！這麼高的死亡率和副作用，為何還要持續施打？尤有很多機關強制規定員工一定要施打，或是強制施打疫苗者才能進出，除非有先天免疫問題不得施打。醫院更是「人人喊打」，不給你選擇的機會。

　　如果買車子，某家品牌的車子，一百萬台有一台出問題，你可能就會質疑要不要買；但若十萬台就有一台出問題，你還會買嗎？那麼疫苗呢？表面上好像有選擇權，實際卻沒有決定權。

● 因疫苗政策衍生的社會問題

　　阿宙醫師的骨科診所，為病患訂製專屬矯正鞋墊，若有幫助，基本兩個月會有成效出現，如果沒有一絲成效，想尋求退費，我無條件退費，另外我也會建議別再穿矯正鞋墊，而是該尋求另一種適合的治療方式。

　　最終是希望患者獲得健康，離開診所後不要再來找我，相信每個醫療院所都秉持如此態度。駕訓班也是，學員一次考上駕照，不會再回頭；補習班亦然，考上理想的大學後，哪有再回去道理。

　　相對於新冠疫情的處理方式，官方 SOP 是一劑、二劑、三劑追加，為了遏止擴散，為了公共衛生與社會整體的安全，整個社會籠罩在這樣的論述中，即便解封後，擔心保護力期效有效，鼓勵大家補強，讓新冠疫苗施打快變成跟每年流感疫苗一樣。

莫名用追加針劑延長免疫有效期限

「COVID-19 疫情上升，併發症中 65 歲以上長者占 75%，且併發症及死亡個案多具慢性病史及未接種滿 3 劑疫苗，爲降低長者感染 COVID-19 後發生重症和死亡風險，請長者儘速踴躍前往接種 COVID-19 疫苗以及早獲得保護力。」

「接種 COVID-19 疫苗可減少感染，並降低重症及死亡風險，提醒未完成 3 劑疫苗接種者儘速接種，其中追加劑劑次建議接種莫德納 BA.4/5 次世代疫苗，以增進免疫保護力；另今年尚未接種過莫德納 BA.4/5 次世代疫苗之民衆亦鼓勵接種，共同提升免疫保護力。」……媒體不停放送施打一代又一代的新疫苗。

疫苗不停更新，始終追不上病毒變異速度。當你確診後，諮詢你的主治醫生該不該再追加疫苗，加強防護力，不知道你的醫生會回答：「打啊，多一個保護力　，爲何不打」，還是「得過後身體會有抗體，再說現在的疫苗是用過去病毒製造，不全然擋得了新進化的病毒，人體有自然免疫是最好不過。」

● 從選擇治療針劑到自體免疫

我們可再從一些數據資料，分析出些端倪。台灣施打新冠疫

苗的死亡率，以及新冠疫情確診死亡率，都高出全球很多，且情況似乎一直是如此，並非只出現在疫情剛擴散的 2021 年或是後疫情的 2023 年。

　　2021 年 6 月底，美國約翰霍普金斯大學研究資料顯示台灣新冠肺炎確診死亡率高達 4.32%，幾乎是世界平均確診死亡率 2.17% 的兩倍；是日本的 2.3 倍、香港的 2.5 倍、南韓的 3.3 倍、新加坡的 72 倍。

各國新冠肺炎確診死亡率

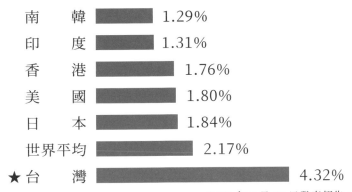

2021 年 6 月 27 日發表報告，
台灣新冠肺炎確診死亡率大幅超前亞洲鄰國。
資料來源／約翰霍普金斯大學

高覆蓋率接種未必等同全體免疫

2023 年 6 月，台灣第四波新冠疫情持續延燒，超額死亡升高到 25%，回到解封前的嚴峻狀況。之前 5 月超額死亡來到 17%，為解封後首度出現嚴重超額死亡。

三年歲月，我們持續在施打疫苗政策無限循環，第一劑過後，趕緊排上第二劑，第二劑打完了還是不行，追加劑再繼續排上，一劑又一劑……，2023 年 5 月，脫掉口罩後一個月，本土第四波新冠疫情爆發，其中有打了 4 劑或 5 劑疫苗的人卻依然確診，而且每 5 個人確診，就有 4 個是首次染疫，比例高達 80%。疾管署仍是將原因歸咎為未施打疫苗。台灣累計接種人次 62,662,381，接種人口涵蓋率 94.29%。

美國一項 89.3 萬人參與的大型研究發現，接種追加劑 8 個月後，預防住院的效益只剩下 31%，預防急診的效益只剩 17%。所以那些越早打的族群，保護力也最早失效。

時至 2024，有愈來愈多研究實證指出當前疫苗的防疫功效已跟不上病毒變種速度。無法預防傳染的疫苗，即使注射了也有很高機率會得到，不能稱作疫苗，只能稱作是單純的接種（inoculation）。若是只有防重症而且三個月或半年就要打一次疫苗，就是一種效期三個月的「基因治療針劑」，而不是疫苗！

他國衛教理念：疫苗與天然免疫並重

加圖研究中心的瑞典報告，指出在疫情期間，將防疫的決定權交給國民，他們相信國民都會做出最好的選擇，所以未有封城舉動，更沒有停止上班上課。有提供疫苗但不是大量施打，想打的人去打，不想打的人不要打。一切照常進行，看起來是政府沒有作爲，但事實上將生命的決定權交給每一位公民，才是眞正的民主社會所當作的事情。論文還指出在疫情之下，瑞典施行這樣政策，反應出來的是他們的死亡率低而且經濟成長率高。

而瑞士從 2023 年春天開始，就不再施打新冠疫苗了，也不鼓勵像流感疫苗一樣，每年固定施打。瑞士當局認爲，打過疫苗或是感染過的天然免疫人數足夠多，加上新變種的病毒引起的症狀多不嚴重，因此取消新冠疫苗的注射。至於高風險人群，如 65 歲以上、免疫功能低下和孕婦，則可依狀況諮詢醫師後，是否接種疫苗。

英國對於 50 歲以下健康者，也不再建議施打加強劑，丹麥更早在 2022 年停止疫苗接種建議。世衛組織 2023 年 3 月時也表示，新冠疫情邁向終結的開端，建議兒童與青少年及中低風險族群不需再打加強劑。

所謂事不過三，終於我們民眾願意開始思考了，開竅了，自己又不是那實驗室的白老鼠，哪有一針接著一針打這種事！

　　雖然新冠病毒繼續換不同衣服，招搖過街，雖然仍有少部分人堅信「疫苗打越多，病毒遠離我」的論述；但是另一方面，寧願靠自己的免疫系統，也不願再注射疫苗的人也變多了。

● 疫苗的福與禍

　　去年 3 月（2023）衛生福利部預防接種受害救濟審議小組（VICP）關於新冠病毒與其他疫苗接種救濟審議案，公布最新結果，共審議 125 案，僅 9 案核予救濟，分別是 AZ 疫苗 4 案，金額介於 6000 元到 150 萬元間；輝瑞 BNT 疫苗 3 案，各核予 5000 元、2 萬元及 40 萬元；莫德納、高端疫苗各 1 案，救濟金額各為 1 萬元、2 萬元。

疫苗接種救濟數字反思未來公衛政策走向

　　在新冠疫苗之前，台灣的疫苗不良事情不多，罕見的疫苗不良事件大多獲得賠償。但是新冠疫苗之後，由於副作用太多，重大副作用上萬件，以目前的賠償情形只有 2.6%。這次救濟金最高金額為 150 萬元，是一名 40 多歲的男子，他在接種 AZ 疫苗後 10 天，出現嚴重頭痛與噁心狀況，還出現血栓併血小板低下

症候群，研判與接種 AZ 疫苗相關，故依相關規定核予救濟金。

　　我們來看看截至同年 5 月中爲止，VICP 審議結果統計。疫苗施打第一年，也就是 2021 年，幾乎由 AZ 包辦，莫德納僅佔 14 例，高端 1 例。救濟金補助總計約 950 萬。是不是令人很唏噓？猶記得 AZ 疫苗普遍施打之初，死亡人數節節高升，民衆譁然，社會充滿疑問與不安。結果竟然只有 950 萬補助，還不是針對一個人，是所有嚴重副作用的人。

　　到了 2022 年，救濟金補助費用破億，審議件數也來到了 1,462 件。2023 年，隨著施打數下降，救濟金補助費用也下降了。從表格中，我們可以發現，審議件數中，幾乎八成都被認定是無關件數，想必要求得補助難之又難。

　　台灣歷年來所收的疫苗保險金，達到 1.2 億元，也因爲這次新冠疫苗副作用申報過多，賠償了 1.7 億。我們需要正視該問題，是否該檢討相關醫療政策，考慮疫苗以外的防治措施。

正確落實疫苗施打停看聽

　　疫苗要處理的疾病，有兩個條件，第一是死亡率超高，另外一個是無藥可醫。在重新考量的時候，如果您認爲這個疾病的死亡率是可接受範圍，而且得病之後又要可以醫治，那麼未必一定要用疫苗才能解決。

2021至2023年COVID-19疫苗審議結果統計總表

蔡凱宙醫師來解答

審議年度	疫苗種類	審議件數	相關件數	無法確定件數	無關件數	救濟金額
110 年 資料更新 110 / 12 / 30	AZ	143	7	11	125	3,790,000
	Moderna	14	0	0	14	
	BNT	0	0	0	0	
	高端	1	0	0	1	
	總計	158	7	11	140	3,790,000
111 年 資料更新 111 / 12 / 23	AZ	928	47	107	774	48,711,000
	Moderna	389	7	35	347	6,480,000
	BNT	70	6	10	54	4,265,000
	高端	74	2	7	65	185,000
	無請求權	1	0	0	0	0
	總計	1,462	62	159	1,240	59,641,000
112 年 資料更新 112 / 5 / 18	AZ	404	17	46	314	16,611,000
	Moderna	286	8	19	259	1,015,000
	BNT	273	7	32	234	5,325,000
	高端	57	1	7	49	405,000
	總計	1,020	33	104	883	23,356,000

醫療補助 件數	喪葬補助 件數	胚胎補助 件數	補助金額	小計
1	19		5,708,000	9,498,000
0	0			
0	0			
0	0			
1	**19**		**5,708,000**	**9,498,000**
5	88	0	26,710,000	75,421,000
0	33	1	9,950,000	16,430,000
2	5	0	1,540,000	5,805,000
0	10	0	3,000,000	3,185,000
0	0	0	0	0
7	**136**	**1**	**41,200,000**	**100,841,000**
0	11	0	3,300,000	19,911,000
1	7	0	2,150,000	3,165,000
1	7	0	2,110,000	7,435,000
0	1	0	300,000	705,000
2	**26**	**0**	**7,860,000**	**31,216,000**

資料來源／衛生福利部疾病管制署

蔡凱宙醫師來解答

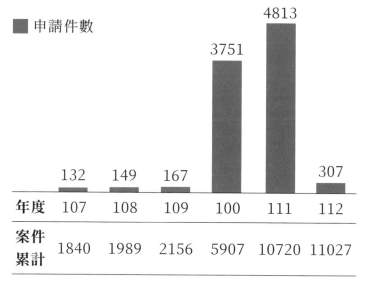

歷年受害救濟申請案件統計

■ 申請件數

年度	107	108	109	100	111	112
案件累計	1840	1989	2156	5907	10720	11027

申請件數：132、149、167、3751、4813、307

資料更新日期：107-112 / 5 / 18
資料來源／衛生福利部疾病管制署

　　大家都知道藥物是毒，沒有病不會吃藥。大家也知道疫苗就是病原體，健康的時候要去施打，不先心存質疑深思熟慮，舉手發問嗎？另外也要詢問醫生自己有沒有施打及他的家人也願意施打嗎？施打後有什麼副作用，或者有任何的賠償機制。不是拿一張施打說明書，讀過上頭寫的副作用，就能沒事。

　　最重要的要問自己，除了被打疫苗以外，有沒有其他的醫療選擇？你願意主動的去學習了解，不要依賴醫院，因為醫院是治病的地方，並不是養生得健康的地方。畢竟這須自己承擔後果，所以打進身體的東西一定要謹慎小心。

　　從美國新冠疫苗副作用數據，其嚴重程度超過 30 年來所有疫苗副作用的總合，或許帶給我們一大省思，或許新冠疫苗可說是人類歷史上最嚴重副作用的疫苗。如今美國有許多的病人團體及醫師們蒐集更多數據，到 2024 年 2 月 23 日為止，高達 258 萬件以上的重大副作用，3 萬 7 千件以上的疫苗死亡。希望不久將來，經過美國民眾的努力，能讓醫療市場裡面沒有這麼危險的醫療商品。註 1

註 1：疫苗副作用數據取自 openvaers.com 公開資訊，而相關通報數字資料則來自 HHS 美國衛生及公共服務部於 vers.hhs.gov 可公開下載資料。

蔡凱宙醫師來解答

歷年疫苗不良通報統計All Reports to VAERS by Year

■ All VAERS Reports US/Terr./Unk　　■ All VAERS

1,200,000

1,000,000

800,000

Reposts

600,000

400,000

200,000

0

　　1990 1991 1992 1993 1994 1995 1996 1997 1998 1999 2000 2001 2002 2003 2004 2005

Recevied Year

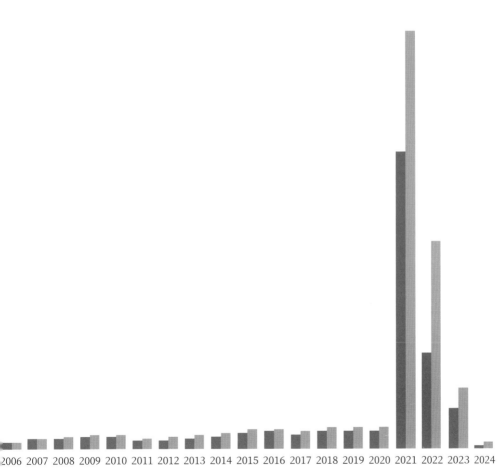

2006 2007 2008 2009 2010 2011 2012 2013 2014 2015 2016 2017 2018 2019 2020 2021 2022 2023 2024

資料來源／openvaers.com

── 第7話

疫苗、抗生素、止痛劑 棘蛋白會是 免疫系統的大災難

抗生素的傷害、止痛劑過度濫用，身體免疫系統正受殘害。
最直接影響，除了我們，還有下一代。
「疫苗強化免疫力」的說法並不成立，
免疫系統真正的概念不是強化，是平衡

── 陳立維

● 抗生素對幼兒的永續傷害

記得我懂事之後和我父親的一次對話，他談起盤尼西林的使用心得，故事背景是他剛開始執業當醫生的淋病治療。那個年代有非常多的部隊留守澎湖，父親述說那一段每天為軍人打抗生素的歷史。談到抗生素的歷史沿革，真有那麼一段全世界的醫生都為之瘋狂的記載。根據細菌學者馬丁布雷瑟（Martin Blaser）的撰述，那是 1945 年二次大戰結束後的一段醫療史。

馬丁布雷瑟是研究幽門螺旋桿菌的權威學者，他在他的著作《消失的微生物（台灣出版名稱是《不該被殺掉的微生物》）中談到幼兒服用抗生素的永續傷害。針對幼兒的上呼吸道感染是細菌性或病毒引起，即使無法確定病原，醫師為了開立抗生素有合理解釋，進而拿預防風濕熱等理由當令牌。

抗生素影響抗藥性也傷害自體免疫系統

重點不在醫師如何詮釋，重點是幼兒身上寄生菌的抗藥性，還有幼兒免疫系統發育的缺陷。小朋友缺乏母乳的養分在前，抗生素的傷害在後，影響面可以是終身的身體防禦力。醫療處方操短線思維你我都不陌生，可是從結果論述對於嬰幼兒的短線處置，我個人的觀點是粗暴，這可能會影響到孩子成長發育。

大人吃藥、打疫苗有風險，大人有能力評估自己可以承擔的風險，但兒童呢？

● 疫苗粗暴式攻略

尤其新冠影響，在各種針對 COVID-19 疫苗相繼問世之下，佐以媒體資訊過度渲染，加速恐慌心理，我們只有想到孩子需要

疫苗，但未曾深思熟慮疫苗是否會傷害孩子的發育。製造藥劑和疫苗的廠商絕對無法保證這些針劑對於孩童發育沒有影響；卽使藥物和疫苗的研發可以從學理找到依據，但那究竟不是免疫系統的邏輯，也不是身體原始存在的脈絡。

　　閱讀過《蛋白質殺手》，這本書出版的時代背景是我開始熟練身體之道的十多年前。從書上學到，在感染的版圖中，除了寄生蟲、細菌、眞菌和病毒外，有一種威脅人類健康至劇的感染源正蓄勢待發。《蛋白質殺手》引導我從書架上找出更早有關普利子蛋白質的一本著作，那是二十年前日本病毒學者根路銘國昭所寫的《甦醒》。我太太因疫苗後遺症而辭世的半年後，那是棘蛋白資訊不斷轟炸我認知的階段，我把這兩本書翻開來複習，很果決的連結棘蛋白和普利子之間的共同點。

> 認同與接受疫苗施打的每一位，我們都有可以涵蓋疫苗功能的免疫系統，就好比每天把睡眠的功課做好一樣的單純，身體具備的能力不需要過多的外力介入。

有害普利子蛋白在體內大量複製

　　我們知道，病毒與細菌最大的不同是必須仰賴寄生的細胞進行繁殖，可以說是藉由生物體來發展軍備，對普利子有所認識後，了解到普利子不是病毒，可是一樣是利用宿主的遺傳信息來進行複製，它們都把宿主的力量轉成自己的力量。

　　在人類的第 20 號染色體中，存在建構普利子遺傳基因的訊息，意思是人體本身存在正常普利子蛋白，當接觸外來普利子蛋白後，因接受指令而轉成有害的普利子，可怕的是有害的普利子在身上複製，甚至大量複製。

　　在《甦醒》這本書中，作者以「這，一直是謎」爲標題，開啟普利子章節的討論：「病毒或普利子病變的病原體會在相當充分的時間內，尋找變身的機會。我們只能說，它們對於使用進化的手法、計算時間、測定物種的隔閡，最終突破物種之間的障壁等技術，是十分『訓練有素』的。」

　　得再次強調疫苗的理論基礎從被動免疫系統而來，身體還有主動免疫系統，當身體的第一線天然免疫力健全，可以不需要疫苗的介入，意思是你自己滅火了，就不需要找消防隊。從人體免疫系統的完整配置，「疫苗強化免疫力」的說法並不成立，這種錯誤的教育會讓民眾的認知嚴重失焦，而且免疫系統眞正的概念不是強化，是平衡。

　　因爲身體運作的根據是大自然的法則，而免疫系統是由許多器官串聯起來的中樞，彼此之間需維持一定的平衡穩定。會將免疫健康聯想到強弱好壞，這是從頭腦意識發出的訊息，不是來自身體的觀點。如同我們知道免疫系統最需要細菌，可是腦袋裡面的主觀認知，把細菌反射到對人體不利的方向。

吃出後天免疫系統傾頹崩壞

　　免疫系統的養護基礎是腸道免疫細胞和腸道微生物群之間的對話，腸道生態健全之所以重要的道理在此，和免疫力相關的陽光、睡眠、情緒都得一併講究，不能遺漏本書用很大篇幅說明的：有紀律的斷食。

　　養生的主軸在平日是否有蹲好馬步，勤奮要在平日，不是危急時索求特效，今日的疫苗從預防的角度研發，卻賦予民衆特效的印象，這是衛教很重大的缺失。

　　打開台灣沒有翻譯本的《Vaccine Epidemic》（中文直譯成《疫苗大流行》），第一章的標題是「接種疫苗的選擇是基本人權」，意即接種疫苗不該有強制立場，應該將選擇權交還給自己；在講求自由人權的國家，人人都必須拿出人類自由選擇的天賦（想像力、自由意志、良知和自我覺察）來捍衛自己的權利。

傳統說法要透過補強某某營養素好增強免疫能力，但這種說法並不完整，應該是需要細菌來維繫免疫系統各面向保持平衡，讓自體免疫真正發揮作用。

＼蔡凱宙醫師來解答／

迷信藥廠過度製造的免疫力，
還是相信天然的免疫力？

　　過去，疫苗從研究開發到上市，平均需要 10 年，有的甚至 20 年，必須包含嚴謹的實驗與追蹤，以 SARS 爲例，2002 年爆發至今已 20 年了，美國至今仍未有任何關於 SARS 的疫苗和藥物被核准上市。當然，這也許是因爲 SARS 來去匆匆，且至今未重現蹤跡，讓各大藥廠興致缺缺，但另一方面也是因爲疫苗的研發通常費時又耗銀彈，既然 SARS 沒再出現，藥廠自然不會花費在沒有市場需求的疾病上。

● 疫苗安全原則 — 先講究不傷身再求有效性

　　而合格安全的疫苗必須達到幾項條件，首先是預防感染，其次是抑制傳染，然後嚴重副作用需低於百萬分之一（ppm）。毒物學家認爲，無法預防傳染的疫苗，即使注射了

也有很高機率會得到，不能稱作疫苗，只能稱作是單純的接種（inoculation）。

全球第一支疫苗的誕生，1796 年疫苗之父 Dr. 愛德華‧詹納（Edward Jenner）發明史上第一支疫苗 ── 牛痘疫苗，讓患有天花的人接種，就不會傳染給他人，或是再感染天花疾病，正常人亦可以預先接種預防。這支疫苗的問世徹底打敗天花病毒，從此地球再無天花感染案例，這可是人類病毒抗爭史上的一大勝利。

根據醫學統計，1983 年只有 11 種疫苗，到了 2019 年卻有 40 多種疫苗可打，尤其新冠肺炎全球蔓延不到 2 年時間，便已研發出疫苗來，可說是人類歷史上面研發速度最快的疫苗。是醫學大幅進步了嗎？若是如此，很多疾病應該不再困擾我們，但事實是，只看到越來越厲害的病毒，抗藥性越來越強的病菌。

人們對醫療與自我保健的認定，「生病就是要吃藥」之外，現在似乎更追求「不生病就要打疫苗」的先打先贏態度，凡事就先預防起來準沒錯，特別是健康，得保個本。只能用膽戰心驚來形容我的心情，人類追求健康養生的心態固然是好，可越來越依賴藥物和疫苗下，是不是該想一想，我們可能還有別的方法呢？

● 疫苗亂象 ： 什麼疾病都有疫苗預防

　　回溯第一支牛痘疫苗誕生，在此之前，無數醫療先驅在天花治療上下盡苦功，但仍避免不了好幾次的天花大爆發；一直到人們發現擠牛奶的女工染上牛痘後，就不會得到天花，進而研究出牛痘疫苗，最後到天花從人群中消失，這個過程歷經了 180 年。

　　為何該支疫苗如此成功？讓我們先了解天花病毒。病毒是由核酸分子與保護性外殼（蛋白質）構成的非細胞形態的類生物結構，核酸分子又可分為「變異」與「不變異」，不會變的病毒稱為DNA 病毒，代代相同，會變異的稱為 RNA 病毒，相當不穩定，說變就變，因此很難作出有效的疫苗，例如 C 型肝炎就是 RNA病毒，至今尚未研發出有效疫苗。天花和牛痘屬於不會變種的DNA 病毒，或許因為如此，才能有效消除天花病毒。

　　現在，我們要施打的疫苗變多了：

√腸病毒疫苗－

　　腸病毒疫苗上市，是很多父母關心的議題，目前台灣有「高端腸病毒 71 型疫苗」、「國光／安特羅腸病毒 71 型疫苗」兩種疫苗可以施打。經過新冠疫苗洗禮，阿宙醫師一樣要提醒施打疫苗應注意事項，不要被所謂公衛專家、疫苗廠商洗腦，大家應該拿出思考與判斷力，再決定要不要給孩子施打腸病毒疫苗。

台製腸病毒疫苗作用比較表

	國光／安特羅腸病毒疫苗	高端腸病毒疫苗
接種對象	2 個月以上至未滿 6 歲之嬰幼兒	2 個月至 6 歲孩童，保護族群包含 2-6 個月嬰幼兒
保護力	仍須執行試驗以證明臨床效應	96.8%
副作用	疼痛 21.57% 壓痛 17.59% 發紅 13.42% 食慾降低 12.5% 發燒 10.34% 疲勞 10.74%	注射部位疼痛 23.3% 發熱 23.1% 煩躁不安 20.4% 食慾降低 18.9%
需接種劑次	共兩劑	2+1 劑程，共 2 ～ 3 劑
接種間隔時間	28 天	
何時可接種	2023 年 7 月	

資料來源／衛生福利部食品藥物管理署，藥品仿單查詢平台

腸病毒其實是一群病毒的總稱，包含腸病毒、克沙奇病毒、小兒麻痺病毒、伊科病毒等。眞正會造成重症的病毒是「腸病毒71型」和特殊的「腸病毒 D68 型」，但從上頁官方公開數據製作表格可看出，目前腸病毒疫苗只針對 71 型，且不一定有效，但保證有副作用。

√ 流感疫苗─

美國醫療保險數據顯示，流感疫苗每百萬疫苗接種者中就有超過 1 人死亡，這高於疫苗專家保羅·奧菲特提出的疫苗安全閾値（死亡率低於百萬分之一）。但是美國政府向民衆隱瞞了數據，因爲他們一直在推廣的疫苗不安全。

√ M 痘疫苗─

M 痘病毒（Mpox virus）首次從研究用猴子身上被發現，該病因此被命名爲「猴痘」，爲第二類法定傳染病，在今年 3 月依世界衛生組織修正名稱，正式改稱 M 痘。感染 M 痘之症狀包括發燒、寒顫、出汗、頭痛、肌肉痛、淋巴腺腫大（如耳週、腋窩、頸部或腹股溝等處）、極度倦怠。發燒一至三天後出現皮膚病灶，通常自臉部蔓延致身體其他部位，四肢比軀幹更常見。

人類感染 M 痘病毒最早的個案是 1970 年在剛果民主共和國的一名 9 個月男孩，此後中非和西非靠近熱帶雨林的偏遠地區陸

續有個案報告。不過，緊接在新冠肺炎後頭發生的猴痘，因極具有傳染性，爲防止疫情迅速擴散，隨即研發出 M 痘疫苗加以因應。

醫學博士、公共衛生碩士彼得‧麥卡洛（Peter A. McCullough）2023 年 5 月發表一篇論述，他說，大約有 120 萬美國人被鼓勵接種 Nordic Jynneos 猴痘疫苗，此疫苗之前沒有任何隨機試驗證明對人類的安全性或有效性，其病例對照方法往往會高估疫苗功效，並且不能充分替代隨機試驗，眞正的保護力可能會非常令人失望。

√ 子宮頸疫苗－

事實上，子宮頸疫苗的爭議頗大，台灣網路獨立媒體《報導者》就曾專題報導關於子宮頸疫苗後遺症，題目爲〈全球痛痛女孩的吶喊，10 年來爲何被消音？〉文章中指出，日本之前陸續出現 HPV 疫苗嚴重不良反應者，2016 年 7 月，其中 123 名成員對日本政府跟藥廠提出訴訟。

2018 年 3 月日本舉辦「國際 HPV 疫苗受害現況國際研討會」，來自歐洲、亞洲、美洲的疑似疫苗受害者團體第一次聚在一起。HPV 疫苗上市的 10 年間，世界各地陸續出現疑似因施打疫苗發生的嚴重不良反應，包括嚴重頭痛、暈眩、全身關節疼痛、疲倦、肌肉無力，深深影響著她們的生活。爲何會如此？一

直是 HPV 女孩的疑問，但至今仍無解答。

　　這些疑慮尚未釐清，HPV 疫苗已號稱可預防六種癌症，將可施打對象擴大到男生。子宮頸癌疫苗改稱 HPV 疫苗，強調絕非女性專利，男女都應施打 HPV 疫苗，尤其男性比女性更容易感染 HPV，施打 HPV 疫苗不僅可預防癌症，還可以預防菜花、病毒。日前，嘉義市政府大有所為，讓國二男生免費施打 9 價 HPV 疫苗，這到底是福是禍，還待日後追蹤。

✓ 心臟病、罕見疾病也有疫苗－

　　據科學家指出，針對癌症、心血管疾病等困擾人類許久的疾病，在 2030 年之際就有疫苗能夠預防，可救治數百萬人性命。

● mRNA療法的利與弊

　　英國的全國性綜合日報《衛報》報導，新冠疫苗的研發成功，帶動整體疫苗研發效率的成長，原本可能得花上 15 年才有進展的研究，竟縮短在 12 至 18 個月之內。阿宙醫師不禁想問，原因究竟是醫學研究得到重大突破？還是研究單位沿著新冠疫苗路數找到捷徑？

　　美生醫大廠莫德納首席醫療官伯頓（Paul Burton）表示，

最快 5 年，他們就能推出適用所有種類疾病的治療方式。伯頓之所以這麼樂觀，的確是認為 mRNA 不只能用來對抗新冠病毒，「它能夠用於所有領域的疾病」，如癌症、心臟病、自體免疫性疾病，以及其它罕見疾病。

　　mRNA 技術，原本適用於基因治療，但是有太多副作用，所以一直沒有能夠成功，有待研發改善，可這一次新冠疫情，運用該技術製成研發疫苗，本質上還是基因注射，加上透過緊急授權讓疫苗上市，跳脫過去正規流程，至今已過三年了，相關 mRNA 療法的後遺症，也陸續被披露出來，正式對 mRNA 技術拍板定案確實可行之前，有人早已迫不及待複製這個成功捷徑，這究竟是人類的救贖還是浩劫？

● 32萬頁輝瑞檔案記載令人瞠目的疫苗實驗

　　2022 年 3 月 1 日，美國食藥署 FDA 在官司中敗訴，法院要求 FDA 在 2022 年夏天之前公佈輝瑞新冠疫苗 32 萬頁的完整的評審論文。也讓我們有機會重新審視新冠疫苗整個研製歷程。

　　來龍去脈始於 2021 年 11 月，PHMPT（Public Health And Medical Professionals For Transparency）　對 FDA 提出告訴，主張披露輝瑞疫苗相關檔案，原本說要每個月披露

500 頁的相關文件，32 萬頁資料全揭露資料要足足花上 55 年，PHMPT 當時反應得等到 2076 年，那些批准的人早就不在了，因而主張在半年之內把所有的報告通通都釋放出來。

因此，我們當時拿到的這批文件就是所謂的輝瑞檔案（Pfizer Document）。

解密新冠疫苗實驗數據

臨床試驗從 2020 年 12 月到 2021 年的 2 月為止，前後 100 天裡面，醫療認可的不良反應 42,086 個案例就有 1,223 例的死亡。這些不良反應個案主要來自美國、英國、法國、德國、義大利、葡萄牙和西班牙等共 56 國家從不同地區所統計的案例報告，總共 158,893 個不良反應案例中，另有 7,323 案例來自其他 56 個國家。

第一個臨床實驗當中的死亡數字已經是我們不能夠接受的。為什麼呢？因為當時全球三個月打了 1 億多針，造成十萬分之 2 的死亡率以及十萬分之 67 的不良反應比例，請注意，這是三個月的統計數字。

這些疫苗的副作用在前三個月的實驗階段就是這麼高，這個論文被列為機密文件，不讓醫界知道，美國政府官員也不讓我們知道。如果副作用報告 42,086 人之中就有 1,223 人死亡，意思

是只要一旦發生副作用的人大概 2.9% 快 3% 的人會死亡。

臨床與實際不良副作用猶如尙在實驗階段

158,893 件副作用當中，骨骼肌肉系統的反應有 17,283 件，是所有系統裡面第二位，神經系統是 25,957 件，佔第一位。就骨科來講，神經痛、肌肉痛、骨骼關節炎是最常見的副作用。神經症狀比例 24% 出現頭痛，注射後有倦怠感是 17.4%，頭痛佔 24%，拉肚子噁心 12.3%，肌肉痛 11.7%。

英國有一個 7 歲女童打過疫苗之後中風，一個一歲的面部癱瘓，這是最年輕的案例。這實在有違反醫療倫理，已經出現嚴重副作用，還當作機密文件封存。在孕婦研究案例中，274 例屬於懷孕的不舒服，沒有完成報告有 238 例，流產有 23 例，早產、嬰兒死亡兩例，胎死腹中兩例。意思是，他們發現這些孕婦接種以後非常的不舒服，很多個案甚至沒有完成追蹤。

不良事件觀察須從短期迎向中長期

再來看特別關注的不良事件反應（Adverse Events of Special Interest，AESIs）致命率最高的是腎，死亡率高達 33.3%，緊接著是肺 31.5%、腦 24%、血栓 11.9%、心臟衰竭

致死 9.6%、肝臟 7.1%。其他如味覺喪失、嗅覺喪失的致命率 4.4%、血液功能異常 3.6%、神經系統 3.1%、血管炎 3.1%，造成其他病毒感染的致命率 1.2%，自體免疫問題 1.1%。

注射後沒有死亡，但長期的副作用所導致的疾病多半在骨骼、肌肉神經、慢性疼痛和失智、失能，就因為副作用的診斷廣泛出現在骨科的門診中，從退化性關節炎到慢性的疲勞、慢性的關節神經炎，造成骨科整個治療的大轉變。

蔡凱宙醫師來解答

● 記憶猶新的新冠疫苗正反評價

回頭看看新冠疫苗為何會引起的各方爭辯。當疫情延燒不止，火速有疫苗問世，確實帶來防疫一線生機，一般民眾也對疫苗有高度期待，然而隨著施打針劑引起諸多副作用，疑慮聲浪四起，媒體跟著從療效話題轉移聚焦、放大疫苗副作用，加以社會輿論，交互興風作浪下，疫苗評價正反兩極。

與其正反方相互抨擊意見，不如捫心自問不能防止傳染，能不能叫做疫苗？若對公共衛生幾乎沒有貢獻，那麼還要大力支持嗎？

眾所周知，其他疫苗多使用疫苗所預防的病毒或細菌的一部分或弱化版本來刺激人體產生抗體，這就是麻疹和流感疫苗的工

作原理。但新冠 mRNA 疫苗不含任何活病毒，它們的運作原理是刺激我們的細胞自己製造一段號稱無害的「棘蛋白」，這種蛋白也存在於導致 COVID-19 的病毒表面。然後，我們的免疫系統會識別出來，並做出反應以清除它，於是免疫反應開始。

　　美國資深政策分析師、《Conservative Review》網站專欄作家 Daniel Horowitz，在 2023 年 3 月發表了一篇文章：「《信息自由法》文件顯示政府預期會出現大規模疫苗傷害。並且，從第一天起就觀察到了這些傷害。」

　　他指出，《信息自由法》揭載 2020 年 8 月疾病預防控制中心（以下簡稱 CDC），與國防承包商「通用動力公司」簽訂了合約，來處理施打疫苗後預期的數據記錄。合約中就有載明，官員們預計每天會收到約 1,000 份不良事件報告，其中 40% 為嚴重不良事件，CDC 對此竟然完全同意並簽約。CDC 如果當時意識到疫苗副作用嚴重性，大多數人仍然可以避免疫苗注射。

疫苗研發方式可能影響人體健康

　　這篇報導進一步說明，通用動力公司曾向 CDC 發出警告，疫苗不良事件通報已經超出了預期的每日 1,000 例病例，甚至還達到了 4,500 例以上。隨著所有年齡段的接種資格擴大，他們每周繼續處理超過 30,000 份受傷報告，但 CDC 對此隻字不提。

官員們不僅沒有將疫苗從市場上撤下，2021 年夏末還開始強制執行。

Daniel Horowitz 繼續揭露更多內容，披露 FDA 在 2021 年 2 月查閱輝瑞公司文件，顯示該疫苗導致 1,200 多人死亡，並與 1,400 多種嚴重疾病相關，這些疾病記錄長達八頁。這時幾乎所有年輕人都還未接種疫苗。但在政府觀察到所有這些不良事件之後，卻加速了兒童注射疫苗的批准，並強調施打疫苗是每個人的任務。

而為了加速疫苗誕生與上市，避開制度流程，美國食品和藥物管理局（FDA）當時做法是考慮改變新冠疫苗定義，就為了規避疫苗應該有的「職責」，他們聲稱獲得許可證的疫苗，不需要具備預防感染或傳播的效用。如此改變原始醫學定義及目標的事頗令人吃驚，也引發美國不小輿論風波。

新冠疫苗問世時，透過藥廠多面向的廣告，以及權威發言，造成打疫苗是一種勢在必行的「潮流」，席捲全球。然而大量施打疫苗之後第一天，美國政府就觀察到傷害。

專門報導健康與生物醫學研究相關的新聞媒體《TrialSite News》，他們認為主流媒體和政府顯然試圖壓制持不同意見的科學家、醫生和健康倡導者觀點，並對所有與公共衛生相關的事情，傳播單一敘述與觀點。因此當 FDA 考慮改變新冠疫苗定義時《TrialSite News》向負責藥物標籤的聯盟（CAALM）提交了

一份請願書，要求該機構更新輝瑞和莫德納新冠疫苗產品標籤，以更準確地反映實際安全性和有效性。

目前，FDA 拒絕了該組織的要求，仍然認為已獲得許可的疫苗，不需要再證明它們可以防止感染或遏止傳播新冠肺炎，且臨時緊急情況下授權的疫苗也不需要證明。

● 用數據打臉另一個有效數據

研發疫苗期間，輝瑞藥廠員工 Brook Jackson 就曾指控，2021 年輝瑞三期的臨床實驗是有問題的，輝瑞卻掩蓋實驗失敗數據。她跟主管報告後，卻被開除。她因此投稿英國 BMJ 期刊，寫了一篇相關文章[註1]，被業界認為是吹哨者。2023 年 3 月，她決定將此事告到美國德州法院，並在她的社群平台 X(原為推特) 寫下：「法院見，罪犯們！」

我一直在追蹤這件案子，希望藉此讓疫苗真相有機會出籠。

2022 年，輝瑞藥廠新冠疫苗第三期雙盲實驗報告，數據再分析發現：每 800 人就有一人有副作用，這個比例你能接受嗎？假設換做股票，這支股票表現如此，你會買嗎？

輝瑞藥廠的新冠疫苗報告標榜說：一萬人裡，有 10.1 個有嚴重副作用；一萬人接種，可減少 2.3 個人住院。再看看莫德納的

數據，一萬人裡，有 15.1 個有嚴重副作用；一萬人接種，可減少 6.4 個人住院。聽起來沒有感覺是嗎？若以我爲例，我是名骨科醫生，若我說開刀一萬人，只可以救 2.3 人，你敢給我開嗎？

疫苗保護力比不上自體免疫

我們這樣勤勉地施打疫苗，眞的遏止疫情了嗎？

全球醫學中心排名第二的美國克里夫蘭醫院於 2023 年 6 月下旬，發表了一篇經過同儕審核通過許可的研究論文（刊登於 Open Forum Infectious Diseases,Volume 10,Issue 6）。該研究主要針對他們醫院五萬多名員工施打兩價新冠疫苗[註2]後的效能，值得世界各國參考。

新冠期間，克里夫蘭醫院對員工施打疫苗並未採取強制措施，也未規定沒打疫苗就不能上班，完全尊重員工抉擇。長期追蹤三年的臨床報告，其研究目的是評估雙價疫苗是否能夠保護人們不得到新冠肺炎？其研究方法，是以員工們在 26 週內的累積

註 1：Brook Jackson 投稿《BMJ》文章＜ Covid-19: Researcher blows the whistle on data integrity issues in Pfizer's vaccine trial ＞
註 2：所謂的兩價，就是有兩組的病原體，也就是原始的武漢病毒株，加上新型的 omicron 病毒株。病毒株越多，毒性越大。

克里夫蘭醫院疫苗施打研究

研究結果	打一針，感染率約為 1.7 倍 打二針，感染率約為 2.63 倍 打三針，感染率約為 3.15 倍 打四針，感染率約為 3.38 倍 重症：無，也許因為員工年紀都年輕，且 Omicron 及之後的變種病毒，幾乎不會使人得到重症。
保護力	保護力因變種的時間不同而下降，BA 4/5 的保護力 29%，BQ 的保護力 20%，XBB 的保護力 4%(有些數據是降到 -12% 到 -18%)。XBB 免疫逃逸極強，雙價疫苗追不上變種。（註：一個疫苗保護力需達 50%，可撐一年，才算及格，新冠疫苗不到 30% 且撐不到幾個月。）
結論	結論 1：天然感染的自然免疫力有效力超過一年，因此得到新冠肺炎後不必要再打疫苗。在 Omicron 時代，打了追加針，也是在幾個月之後就沒有保護力了。 結論 2：疫苗打越多，感染率竟越高。 結論 3：多重劑量並不一定可以達到更多效果。

資料來源／ https://pubmed.ncbi.nlm.nih.gov/37274183/

性感染為主，且有感染、有症狀才做 PCR 篩檢，不做無症狀篩檢。51,017 名員工在該研究有 4,424 名感染，約 8.7%，病毒在 2022 年 12 月以 BQ 變種為主，2023 年 1 月則為 XBB 變種。

對 mRNA 疫苗製造法存有疑惑

關於疫苗，我們還有很多需要學習。縱使事與願違、不如預期，也要勇敢面對，承認錯誤。特別是原始武漢病毒株已經消失，不再流行了，現在的疫苗製作因此不再添加，最新成品都屬單價疫苗，只製造當下的流行病毒株。大家不知道有沒有想過，病毒變化是這麼快速，現在製造的永遠趕不上流行。所以才會一打再打還是一得再得。

也正因如此，歐美人士已經不到 3% 的人，選擇繼續施打新的疫苗。所以莫德納與輝瑞的股價開始爆跌。春江水暖鴨先知。股票也反映著大眾對這些公司的信任程度，我們是不是也該更加謹慎的看待這些藥廠的產品。

克里夫蘭醫院的研究給了眾人一個警示，在急症和綜合醫學領域擁有四十年的經驗的資深兒科醫師米歇爾・佩羅（Michelle Perro）博士也說：「根據一些研究人員的估計，18 歲以下兒童死於 mRNA 疫苗的可能性是死於新冠病毒的 51 倍。」

另外，在該論文中也引述不少類似研究。像是 2022 年 8 月

3 日發表在美國 JAMA Netw Open 醫學雜誌的一篇文章[註3]內容道，打兩針以上的人，更容易再次感染；來自北京的論文報告[註4]指出，印痕的概念在 Omicron 發展中非常重要，並特別強調，BA5 疫苗不能夠充分預防感染。而免疫印痕（immune imprinting）是疫苗失敗的主要原因，因為打的疫苗是舊的病毒，產生的舊抗體不但無法對抗新的病毒，反而會讓新的病毒，藉由舊的抗體，躲進白血球細胞裡，反而造成更嚴重的感染。這也就是為什麼，打越多疫苗卻仍會避不開感染，倒不如天然免疫力的關係。

　　人體的免疫系統超過我們人類目前的認知，因為病毒常常變化。就好像是考試題目一樣，每年都在變化，如果一個學生只會歷年的考古題，對新的考試有可能還是會被死當。這就是病毒能夠存活至今的秘訣。同理，身體很聰明的，就是每一次遇到產生新的抗體就好了。這個就是天然免疫力勝過人工製造的免疫力的最佳明証。也是本書《免疫製造》的標題來源！

註 3 ：＜ Rate of SARS-CoV-2 Reinfection During an Omicron Wave in Iceland ＞ JAMA Netw Open. 2022;5(8):e2225320

註 4 ：＜ Imprinted SARS-CoV-2 humoral immunity induces convergent Omicron RBD evolution ＞ Nature2023:Feb:617(7948) Yunlong Cao

染疫與疫苗眞相版本哪個正確？

2023 年 2 月 28 日，約翰·霍普金斯大學教授馬蒂·馬克里（Marty Makary）博士在衆議院冠狀病毒大流行小組委員會的第一次聽證會上，指出疫情大流行期間最大假訊息來源，就是美國政府，他說，不誠實的官員對美國人民撒了謊，包括：誤導民衆新冠病毒通過表面傳染進行傳播、疫苗免疫遠大於自然免疫。還有，感染病毒比接種新冠疫苗後更容易出現心肌炎嗎？不是，實際上，接種疫苗後患上心肌炎的概率是感染病毒的 4 到 28 倍。

聽完馬蒂·馬克里的指控，那句全球都在說的一句話：疫苗傷害大於好處，我們是否應該存疑。「WHO cares，世界衛生組織關心您」還是「Who cares，誰在乎」？我認爲，自己的身體還是自己 care 吧。

● 疫情後的蛋白質殺手普利子

有位長輩只打一劑莫德納，他感覺自體的能量大幅下降，他感覺就像手機電池掉一格一樣，很快就疲倦，活力出不來，他身體的反應跟我臨床看到的諸多案例幾乎是一模一樣。

　　從事骨科治療近 30 年，自十多年前開始體認到「身體結構、飲食、氣血三角兼顧，就能達到身心靈健康及萬物和諧」，因此運用西醫知識與自然醫學理念，為病患找回真正的健康，我稱之「金三角健康養生法」。

　　在此基本理念下，整合美國的骨科生物力學、中國的經絡養生、日本的礒谷式療法及自然農業、澳洲的足部力學矯正墊、北歐的平衡健行杖、瑞士的血小板生長因子 PRP 注射、德國的軟組織震波儀等，精進及改良自然骨科的治療方式。

棘蛋白可能與疫苗有裙帶關係

　　但是經過新冠疫情風暴，我發現患者的病因越來越不單純，原本一兩個月可見改善的病況，須長達三、四個月才見效果；肌肉酸痛的背後原因，比之前有更多其他疾病的干擾，我不禁感嘆：分科醫學已經治不好現在的病了。

　　背後的癥結點，加上長輩的疫苗反應，或許上市便飽受爭議的 mRNA 疫苗是關鍵之一，刺激我們的細胞製造出的「棘蛋白」，一種普利子，一種人工的普利子。

　　《蛋白質殺手》是一本闡述諾貝爾獎得主蒙塔尼耶（Luc Montagnier）普利子（Prion）理論的著作，普利子是一種致病原，它的全名是傳染性蛋白顆粒（proteinaceous infectious only，簡稱為 Prion，又可翻譯成朊蛋白）。

壞的棘蛋白攻擊人體健康細胞

它既不是細菌也不是病毒，是一種不具核酸僅具蛋白質的粒子，存在於生物體內。不只牛身上有，人類也有，位在人類第 20 號染色體上。普利子大致可分為正常型與致病型兩大類，目前已知致病型普利子是引起狂牛症、羊搔癢症、人類庫賈氏症、致死失眠症等的元兇。

致病型普利子可怕之處是，它還會傳染給正常型普利子，以達到類似複製的效果。同時，它難以被摧毀，潛伏期可長達數十年。

那麼讀到這裡，如果你知道我們施打的新冠疫苗，也是一種人工棘蛋白，一種棘蛋白基因。當棘蛋白進入體內後，核醣體會不斷複製，使樹突細胞變得敏感，使疫苗棘蛋白永久停留在體內的話，我們身體會怎麼樣呢？是否有想過它是一種超級蛋白，萬能鑰匙，也會造成大腦的發炎，甲狀腺問題、關節炎問題有可能是因為棘蛋白基因的影響。

● 疫苗、粒線體與棘蛋白

　　或許因為疫情關係，瞬間衝擊我們從未想過的生理與心理，突然冒出好多好多奇怪的反應，一下子免疫性疾病，一下子心肌炎，一下子神經炎，很健康的人忽然之間出現癌症，一診斷就是第四期的癌症。這就是粒線體的問題，而粒線體受損就是因為棘蛋白所引起。

　　所謂的粒線體，是指細胞的發電廠，當細胞的電池受損，最容易發生症狀的部位是心臟，眼睛，腦神經等三個部位。因此患者會感覺到眼睛昏花，看不清楚。心臟無力，走路會喘。腦筋不清楚忘東忘西，記憶力明顯衰退，理解力不清楚。

粒線體受損容易引發包含癌症在內的各種疾病

　　而攻擊粒線體的棘蛋白，是新冠病毒最有毒性的部分，它位於新冠病毒的最外層，所以棘蛋白的基因序列被研究拿來作為 mRNA 疫苗的基因序列。不論是感染或者是疫苗的注射，都會引起棘蛋白的毒性反應。這個棘蛋白有四大毒性，心臟毒性、神經毒性、自體免疫系統毒性、血管及血液毒性，以前三者最毒。

√ 心臟毒性

　　棘蛋白的心臟毒性在於它會傷害心臟細胞中的粒線體，會讓心臟細胞沒有能量，一開始走路會喘，到最後心臟衰竭，這是心肌炎的情形。有一種情形是傷害到心肌的傳導細胞。造成心律不整，特別是在激烈運動之後，造成心搏過速，以至於沒有辦法打出血液，造成了運動員猝死的現象。

√ 神經毒性

　　棘蛋白會傷害腦血管的保護屏障，讓許多毒素直接侵入腦部細胞，造成腦部細胞的發炎反應，因此發炎部位都不一樣，產生許多不同的病名。比方說失智症，巴金森氏症，舞蹈症等等。而這種棘蛋白會產生的澱粉的沈積。佔據腦部細胞的空間，最後造成腦細胞的大量死亡。

　　因此，許多人在確診或是疫苗注射之後，會發現記憶力嚴重退化，嚴重的疲倦感，行動能力下降，憂鬱恐慌的情形出現。這都是棘蛋白的腦神經傷害。另一方面棘蛋白也會造成周邊神經的傷害，在全身引發很多的疼痛，許多的患者描述的疼痛都非常的奇怪，全身性、瀰漫性、移動性、蟲在爬、溫度異常感，手寫 20 個字都沒辦法。這些不一而足的怪現象，每天在診間發生。這就是疫苗後遺症，患者四處求醫的現象。醫生和病人都應該提高警覺，做出適當處理。

✓ 自體免疫系統毒性

棘蛋白的生理結構，和身體許多的細胞表面結構很像，就如同一把萬能鑰匙，能夠打開身體各部位組織的門，所以就造成自體免疫性疾病，我在臨床觀察到許多骨質疏鬆的病人，他們的副甲狀腺激素異常分泌，原因是疫苗造成的自體免疫攻擊。

臨床上也看到許多的病人不再是單純的退化性關節炎，而是合併身體多處的自體免疫性發炎。這樣子的狀況讓門診的病人，越來越難治療。就算開刀以後還是持續的疼痛。別著不說，有的時候開刀的傷口都比原來沒有開刀下還更加疼痛。所以我們奉勸所有的醫生跟病人，在決定手術之前，一定要先排除疫苗或副作用的可能性，否則的話開完刀會更難收拾。

✓ 血管及血液毒性

棘蛋白的毒性，在血液當中的表現，是白血球過低，血小板過低。白血球過低，會造成細菌性的感染。中性球下降，淋巴球上升，代表身體的免疫系統呈現一個錯亂的現象，有時候看到病人外表好好的，身體只有些許不舒服，可是抽血報告狀況很差，這些都會發生不預期的身體變化，有時候甚至有猝死的風險。有些疼痛，休息也無法緩解，甚至半夜都會醒過來，這就是靜脈的微血栓的情形。

在抽血的報告中，約略可以看到 d-dimer 的異常。目前

更可怕的是白血栓，這是在血管裡面一種蛋白質異常的類澱粉 amyloid 的沉澱，這種白血栓，會在動脈裡面形成，如同樹枝慢慢長大，長長而且變粗，因爲動脈的流速很快，一開始完全沒有症狀，但是長到一定程度之後，整個動脈都阻塞，比較幸運的人可以手術取出來，但大部分的人都忽然死亡。在英美的國家，喪禮時有瞻仰儀容的習俗，有時候防腐禮儀師，從年輕的屍體體動脈中，拿出樹枝狀，如同魷魚絲的白血栓。這是目前醫界最困擾的新疾病。[註5] 詳細情形可以參考診所頻道中「白血栓正流行 white clots common」的影片，連結及 QR Code 可見頁 148 註釋。

棘蛋白造成神經損傷可急性也可慢性

然而肌肉骨骼的症狀是最常見的，因爲不會致命，所以一開始並不被重視。但是活下來的人忍受肌肉酸痛的嚴重副作用。所有骨科患者如果疼痛好得很慢，不像一般的肌肉痛，都要考慮是否爲疫苗後的副作用。可以利用抽血驗疫苗引起的抗體以及 IgG4 的血清濃度作爲治療的參考指標。

美國波士頓塔夫茨大學醫學院醫學博士 Theoharis C Theoharides，在他的研究報告〈SARS-CoV-2 棘蛋白誘導的小膠質細胞和肥大細胞激活在神經新冠肺炎發病機制中的作用〉中

提及：SARS-CoV-2 棘蛋白可導致血腦屏障 (BBB) 功能障礙，並直接或通過激活腦肥大細胞和小膠質細胞以及釋放各種神經炎症分子來損害神經元。

醫學科學雜誌《Cureus》2022 年 12 月，在其網站刊登了由專家們發表的一份研究，顯示神經變性部分歸因於棘蛋白暴露的強度和持續時間，以及患者高齡、細胞自噬活性。神經損傷效應可能是累積的棘蛋白依賴性，無論是通過自然感染還是通過重複的 mRNA 疫苗接種。

難以預防的渦輪癌會是將來醫療考驗

而普通癌症的發生並不會發展的如此急速，但是棘蛋白基因所造成的癌症，會是所謂的渦輪癌。立維老師的太太就是我手上第一個渦輪癌過世的患者，記得在那時候還搞不清楚是什麼狀況。也在她過世後，才從外國的文獻上讀到所謂的渦輪癌病理。我在麻省理工學院的女教授 Stephanie Seneff 及心臟內科教授 Peter McCullough 於 2022 年發表的論文[註6]，對發生渦輪癌，著實感到訝異。

所謂的渦輪癌，是指疫情後，許多人癌症診斷變得詭譎，一診斷就是第四期，多處轉移，也不知道從哪兒原生。一診斷就是末期，從診斷到死亡，有幾個月、幾週、幾天，甚至是當天。也

疫苗引起病變說明圖

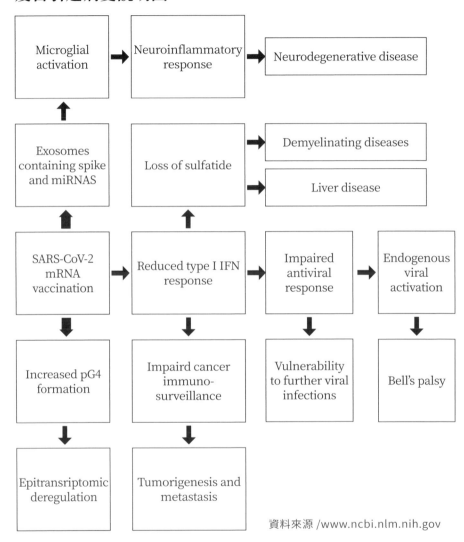

資料來源 /www.ncbi.nlm.nih.gov

註 5　白血栓詳細資訊可參考 https://www.youtube.com/live/
z0Mluohrr8w?si=mYzFpkU2TNFsirQk
註 6　論文參考 https://www.ncbi.nlm.nih.gov/pmc/articles/
PMC9012513

就是說完全沒有症狀，一診斷就接近死亡，發病速度快的嚇人，分不出來哪一個部位癌。

不像傳統癌症，先從一個器官開始，所以叫做肺癌、乳癌、子宮頸癌、大腸癌。這是一個新的現象。幾乎全身一起發作，讓所有的醫生家屬都措手不及。因此有了渦輪癌的名稱用以描述這種癌症有加速器一般的速度。這很可能是未來五年，在 2030 年前我們台灣會面臨的特殊癌症現象。

● 藥可以代謝排出但疫苗恐怕難代謝

除此，《國際分子科學雜誌》（ International Journal of Molecular Sciences）2022 年 11 月有一篇新的研究公開，關於棘蛋白的類澱粉生成特性。提及如果你打了新冠疫苗，疫苗中有棘蛋白（Bioactive Spike protein）成分，進入血液中就促使纖維蛋白原（Fibrinogen）形成聚集。

Fibrinogen 是一種朊病毒，一旦發生異常聚集，會越聚越多，越聚越大，不會停止，但快慢因人而異，最後形成血栓，血栓造成的猝死，可能發生在注射疫苗數月、數年或數十年後。

這些論文數據似乎將苗頭指向 mRNA 疫苗是罪魁禍首。藥物可以透過肝腎排出，但疫苗不是藥物，入血入肉，一個訊號打

進去，可能成爲你基因的一部份，時間一久，小苗變成了大樹，產生的問題可能超過你的想像。雖說棘蛋白的感染，會讓身體產生抗體，天然的可能在口腔黏膜鼻腔黏膜產生 IgG 的自然抗體。但是人工施打的疫苗在血液裡面產生 IgG 的抗體，人工抗體有可能造成自己免疫的疾病。

蔡凱宙醫師來解答

● 利用斷食降低普利子複製

姑且不論疫苗你來我往的正反方辯論，我們該關注的是如何讓普利子降低複製的速度。我們其實還在研究，目前認爲最有效的身體自我清理的方法就是長時間的斷食。

在斷食的時候，人體會停止製造新的蛋白，這時候身體啟動回收機制，將舊的蛋白回收再利用，做長時間的斷食，才能夠將基本的都漸漸排出體外，但是人體畢竟還是要進食，所以必須有計劃、有規則的進行斷食。通常最少的要求是一個禮拜一天斷食，一季有三天連續，一年有七天的連續。這樣的斷食期量才能夠有效地排除棘蛋白的中毒。

我也在臨床治療病人過程中，才逐步對粒線體的養護有所領悟。發現用 EDTA 排毒，透過利用 EDTA（乙二胺四乙酸 Ethylenediaminetetraacetic acid）分子強烈的負電荷，將身

體組織當中的重金屬陽離子結合之後，經由腎臟排出，肝臟的膽汁排出之後能夠充分地修復粒線體中的電子傳遞鏈，病人的粒線體也明顯得到修復，待粒線體修復之後，病人比較有能量，有精神也有體力，心情也比較開朗，疼痛感也降低。

● 沉痛止痛劑vs. 減少過多醫療介入

不只是對疫苗免疫的反思，所有的醫療介入都要盡量減少，用最少的傷害達到最好的結果。我極力主張少用藥物、少用手術、少用疫苗、少人為的介入。

基本上我會要求病人配合 3 個月，為什麼是 3 個月，因為古有明訓：傷筋動骨 100 天。筋骨的問題沒有 100 天的調整飲食、運動、營養、睡覺，怎麼可能會好呢？如果 100 天好了一半，再乘以 3 倍到 5 倍的時間，就是全好的時間，因為冰凍三尺非一日之寒。病患要把慢性的疼痛、慢性的骨關節炎治好，需有積極的健康態度。

只不過大多數人習慣先用吃藥來解決。你必須把藥廠看成軍火商，軍火商喜歡你身體裡面一直在打仗。你身體裡面發生戰事，好方便他賣軍火 — 賣藥。

舉個例子，破骨細胞造成你骨質疏鬆，於是喊打、喊殺，就

是要用彈藥（藥物）來消滅破骨細胞，才可以治好骨質疏鬆，卻忽略骨頭是一個活的組織，會不斷再造新骨與吸收壞死骨頭，破骨細胞的功能便是吸收壞掉的骨頭，將骨頭更新，造骨細胞則是會把骨頭造在適當的位置，身體是用動態的方式再調整自己的骨架。

確實雙磷酸鹽（Biphosphonates）這個藥物對骨質疏鬆會有幫助，但是長時間使用超過三年，有增加牙齒齒槽骨骨壞死的風險。超過五年有增加非典型骨折的風險。諸如這些風險、後遺症，你的主治醫師有正確告知相關訊息了嗎？

長期服用止痛藥會傷害重大器官

如此的藥物氾濫，最明顯的就是止痛藥與抗生素。身為骨科醫師，我們最常開的就是止痛藥。從普拿騰、希樂葆，開到Tramadol，就連管制用的止痛藥，我們全部都開過，甚至開嗎啡貼片給病人。

止痛藥造成胃出血、腎衰竭最為常見，骨科最有效的止痛藥是類固醇。也就是所謂的美國仙丹。在痛風嚴重疼痛的時候會使用，超過一周使用，會有許多副作用，包括心臟病，中風，骨質疏鬆，關節壞死。傳統非類固醇止痛藥 NSAID 最常見副作用，就是胃痛跟胃出血，下肢水腫，腎臟衰竭。

　　另外像是新一代 COX2 的非類固醇止痛藥，比較不會胃痛，但是有心臟病及中風增加風險。至於大家常會服用到的普拿疼，也是常見止痛藥，雖然電視常廣告說可 24 小時排除體外，但主要的毒性是肝臟，也是有肝衰竭而死亡的案例。

　　記得我在當兵的時候，第一個人工關節住院的病人，就是因為止痛藥的副作用。病人後來胃出血，我們在醫院裡面把他胃切掉，最後還是過世。要換一個關節，結果連胃也切掉，命也沒了，就是因為止痛藥所引起的胃出血。

　　病人在我的面前活生生的走掉，那時候的我還只是一個當兵的小醫生，也是我這一生在澎湖遇到的第一個病人死亡的案例。

　　當年這個案例對我造成蠻大的震撼，也促成我後來變成骨科醫生。因為我認為骨科醫生可以讓病人站起來，變成會走路。手術後的副作用，雖然不常見，但還是讓我遇到了，所以要更謹慎地選擇個案，非不得已不要輕言開刀。

　　我開過那麼多的止痛藥，其中有一個是我自己的親戚，我開了希樂葆給他。他後來發生腎臟衰竭，到最後是心臟衰竭，在醫院的加護病房過世。雖然最後不是我在照顧，但是一路上我都陪著他，走過生命最後的兩個月。病患服用希樂葆以後，關節比較不痛，積水似乎比較好，可是竟然發生腎衰竭。

　　腎衰竭又變成肺積水，肺積水以後變成心臟衰竭，這一連串的過程，我也做了很多的反省。我去上 40 小時安寧照護的課

程，同時也到安寧病房見習。身為骨科醫師其實面對的生死並不多，因為骨科本身死亡率比較低。我們處理的東西「可割可棄」，就是我們的肢體，四肢生病不會死，最多截肢而已。

醫生開藥須適度適量

明知有副作用，還開不開藥？在有需要的情況下仍是得開藥，但是要告知風險，能夠少用就要少用。如果您的診治醫生沒多說，患者自己也要多問一句。

自從那一位親戚過世以後，我對止痛藥有很多很多顧忌，不再像以前那種「把藥拿回去吃，三個月以後再來」，這種話我已經說不出口。因為我知道，有可能會把病人醫到腎臟衰竭、心臟衰竭，然後導致病人沒命。

除非不得已，才開立止痛藥，但我都跟病人說受不了才吃，吃三天連續如果沒有效果，就要認真找病因。疼痛一定有病因，不可以一直用止痛藥。

原則上我已不再使用肌肉鬆弛劑，因肌肉鬆弛劑跟其他的常見老人用藥，有太多的藥物交互作用，曾有患者因為肌肉鬆弛劑的副作用，送到急診幾乎死亡。其實就是內科的藥太多，再加上骨科的肌肉鬆弛劑，其中抗膽鹼的副作用，造成小便不順、口乾舌燥、精神瞻望，也就是副交感神經失調的現象。

　　抗藥性細菌造成的骨髓炎感染，這在骨科門診也常見。最好的治療方式是清創手術及引流，畢竟長期使用抗生素的確會造成腸道細菌的改變，也會造成病人的憂鬱症。所以骨科手術之前要調整病人的體重，盡量不要過胖，過胖的人皮下脂肪組織太厚非常容易感染。

　　另外，如果要換人工關節，盡量不要有要牙週病或是植牙，因為牙齒的細菌可能會跑到人工關節造成感染。手術當中要重視無菌，沖洗傷口，手術的時間要盡量精準快速。術後就不要再使用抗生素。

　　回想行醫這幾十年，以前不懂隨便開個藥，也認為藥很好。可是這幾年以來，因為研究藥物副作用，又研究非藥物的治療，所以在這裡很沈痛的說出內心話。反省自己行醫的歷程，到底真的幫了人，還是害了人？

　　這些議題都需要做檢討再出發，這也是我寫這本書的初衷，當醫生不代表每一件事情都做得很成功，有時候我們應該出一本懺悔錄。

● 老話一句：還是天然的好

　　公共衛生最重要的事情，並不全為疫苗的施打，而是生活環

境的改善。過去流行的傳染病，因著衛生習慣的改善，目前不會造成大量人口的死亡。但是一個不成熟的疫苗，大量施打可能反而造成更多人生病甚至死亡。

再者，公共衛生應該是要集思廣益，而不是將思考的模式一味地放在傳染病的防治和疫苗的施打，這也是為何我和陳立維老師說推廣的規律斷食養生法，健走杖運動法。

說真的，我們真的需要這麼多疫苗嗎？有些疾病不是已經消失了嗎？比方說小兒麻痺疫苗，在台灣已經多年沒有發生，全世界可能很快可以根除小麻痺。而且小兒麻痺還有口服疫苗可以用，應該要多使用口服疫苗而不是使用注射疫苗。但是比較安全的口服疫苗不被使用，反而使用比較危險的注射疫苗。

再舉例 B 型肝炎的母嬰傳染。在台灣 20 幾年的施打之後幾乎已經不見了了。那為什麼新生兒出生的第一天就要施打 B 型肝炎疫苗呢？如果我們告知家長讓他有選擇這樣會不會更好？因為 B 型肝炎是經由性行為傳染，注射針頭傳染。如果媽媽沒有 B 型肝炎，新生兒幾乎不可能感染 B 型肝炎啊。所以我自己的小孩 2019 出生的第一天並沒有施打 B 型肝炎疫苗。這就是我自己 2019 年的醫療選擇。

鍛鍊兒童免疫能力比吃藥解決來得好

我們在此呼籲，一定要以患者天然的免疫力為主，而不是行銷疫苗免疫力甚至藥物來處理所有的疾病。

尤其是兒童健康。或許兒童尚在發育階段，要做 168 斷食是不可行，但可透過是限制時間吃東西，不要一醒過來拿到東西就開始吃，並且盡量減少加工食品的使用。這樣一來自然就不會造成身體過度的負擔。

我們以前養小孩只有吃三餐，現在四處都有糖果跟點心，一大堆的加工食品當零食，這樣子免疫力怎麼可能會好呢？對小孩而言，最多吃三餐就好，不要吃零食，不要吃點心，多次的餵食反而會讓免疫力下降。

─── 第8話

切身之痛，
領悟自體免疫的重要

從人體免疫力的基礎反觀醫療的顛頂。
吃進去你身體的東西如何能裝不知道？
打進去身體的針劑如何能眼不見爲淨？
我們需要醫療，可我們也得自己鍛鍊，也得有紀律的養護自己。

─── 陳立維

從喪妻之痛中醒悟

　　蔡凱宙醫師和我聯合辦免疫力講座，名稱從「疫苗很有事」到「眞理不需要你同意」，每一次我都在講述的過程強調沒有聲討任何人或單位的目的，因爲我的身分很容易被解讀成報復性言論。我的受害者家屬身分比較特殊的地方在於我質疑疫苗的時間軸，十多年以來，我在書上以及講座中分析疫苗的存在意義，我所論述的出發點是進化的人體，探討人體自我的免疫製造。

　　然而妻子離世的衝擊，我一路看著她從好端端的人轉成無法正常行動，然後是肝臟快速病變而引發全身器官衰竭，這一題好

難解，可是我必須花時間答題。

藥劑健康風險難解

　　妻子因為工作環境的關係，進出醫院是她工作的一部分，藥物或是診療在她的思考中早已定錨，即使「療癒是身體的天賦」出自我的手筆。我所描述的正是意識形態，那是一種伴隨成長的環境意識，即便是偏見，也是一種集體認知，醫療意識早已大刺刺的籠罩在我們身上，尤其是在醫療環境工作的人，我的妻子。

　　當疫苗副作用出現在她身上，她獨自走進傳統的診療室，那是大醫院的風濕免疫門診。接著我每天看著她吞食類固醇，再怎麼不捨眼前的畫面，最不捨的是她身上的疼痛，冥冥之中，這些號稱美國仙丹的止痛神藥最終連結到她逐漸衰弱的身體。

　　我很清楚疫苗是起點，無從對症治療是過程，診斷和疫苗無關是必然。因為醫療看到病患身體的呈現，看不到和疫苗之間的連結，必須開立死亡證明的那一刻，疫苗是完全不相干的因素。我一直從人體免疫力的基礎反觀醫療的顢頇。從臨床的呈現分析妻子的身體，是藥物副作用？是毒素與藥物交互作用？是疫苗與藥物的交互作用？負責治療的醫生無從做出詳實的診斷，他們只是搖頭嘆息，請家屬要有心理準備。

> 我很本能的遠離所有的藥物，即便是牙醫師所要
> 求的止痛消炎也被我婉拒。

　　最後的死亡證明書上並未出現任何和疫苗相關的字樣，就我
內人的個案，從她被救護車送進醫院急診室，院方的處理都沒有
問題，我相信每一位醫師都盡了責，可是即便人救活了，病因都
還是狀況外，眞相都還混沌不明。

　　失去摯愛之後，我不時會思考如果沒有把她送進醫院急診室
的結果，我也不時想起她告訴我服藥而無法斷食的想法。回想那
時候我們互動的場景，全身關節疼痛導致她必須持續服用類固
醇，來自風濕免疫科醫師的處方藥，可是這是身體的結果呈現，
不是問題的根本。不明究理的醫療方和生病方，就會碰撞出不知
爲何生病以及不知爲何接受治療的生態。

免疫製造的選擇

　　或許自然農法給了我不少提示，宣導斷食養生的我所呼應的
就是不施肥，以及不撒農藥的自然農法，從農作物的養育面向就
是休耕。土壤需要休耕，作物需要自然農法，反觀囤積與淤塞的

人體，在身體不斷呼籲有不當堆積的時候，每一位當事人總是急著求醫，忘了人體依然保有最根本的防禦與修復能力。

有機農法強調無毒，自然農法委託給大自然，人體大自然的需求正是大自然的生命元素，環境教育引導我們遠離了生食而崇尚了烹調，繼續遠離了生命而講究了營養，醫療的發展更是帶領我們遠離了自然而遷就了化學。

從兩個人變成一個人，我們都從醫療的背景中成長，她持續待在醫藥的影響圈，我們即使都清楚自然養生的重要性，卻走進不相同的命運軌道。這一題很艱難，我選擇認真答題，接受命運的安排，繼續做該做的事情，只能期許類似的悲痛劇本不要再上演。

● 免疫的大難時代

美國通用汽車所生產的雪佛蘭 Cobalt 曾經造成上百名汽車駕駛和乘客車禍身亡，這個案件最終證實是點火器的設計瑕疵，關鍵在點火器裡面的一個小彈簧零件，原來是彈簧的長度關係到車子行進中點火器檔位的位移，只要汽車主人掛著一串鑰匙，鑰匙的重量足以在汽車行進中更換檔位，造成瞬間熄火。

很多文件在事後被挖出來，包括通用更改彈簧長度後發給經

銷商的信函，內容指稱舊車銷售必須提醒車主切勿把所有鑰匙掛在一起。眾多文件中還包括提早發現點火器問題的內部信件，發現問題的工程師由於意見不被高層採納，最終選擇沉默。

沉默與幾百幾千甚至幾萬條人命之間的相關性，你確定這樣的事情永遠與你無關？我們針對藥物濫用的現象不都一致採取沉默？當你對於疫苗的普及和實用性有所懷疑的時候，似乎理智會站出來糾舉你的衝動，因爲這種事情哪輪到我們來說三道四呢？

商品經過評估有獲利空間才會投入市場，汽車公司總會評估汽車全數回收以及依事故賠償之間的損益，而且不少事故還有機會把責任推給駕駛的身心狀態，結論是穩賺不賠，值得一試。零件瑕疵和幾百條人命，在人類的文明歷程中，商品和人命之間的爭議出現過多少回？如果我們施打服用的藥劑或針劑也是商品呢？它們永遠無暇嗎？

錯誤醫學概念必須糾正

翻開藥物歷史，從減肥、降血脂、降血壓、降血糖，都有琳瑯滿目的藥品下架紀錄，必須強制回收，因爲出了人命，我們該問的是已經吃進肚子裡面的藥品誰可以負責？因此而終身受創的誰來負責？

我們探討的聚焦不應在有人吃藥之後死亡或誰死亡，而是類

似的製藥邏輯爲何一直存在。有人說沒有疫苗會更慘，死亡人數會更多，這些說法一直都存在，也無從證實，相對我們的人體自體免疫理論也會受到驗證，在醫藥霸權中無法被 100% 證實。

　　大量閱讀讓我驚覺自己的過失，《不該被殺掉的微生物（missing Microbes）》是最關鍵的刹車，微生物學者馬丁布萊瑟（Martin Blaser）的主張讓我徹底覺醒。從進化的軌跡，我看到幽門螺旋桿菌的演變，最深的體會是錯怪了這種細菌，其實牠們的惡名是人類給的，也是人類造成的。

　　如果要進一步說明，可以歸咎人類飲食文明的變革增加食物的多樣化和內容物，導致寄生在胃部的幽菌因適應環境而衍生不一樣的生存力，這種適應力反而製造新宿主胃部不適，致使得尋求醫療救治。讓細菌改變生態，背後那雙手不就是我們嗎？站在與細菌共生的立場，哪有格殺或消滅這等對立手段。

　　馬丁布萊瑟從歷史的軌跡分析細菌和藥物之間的拉拔，科普的書籍在內容中有歷史故事的點綴，讀來格外感覺樂趣。1992年，布萊瑟受邀在耶魯大學演講，那是紀念盤尼西林五十週年的論壇，講題是幽門桿菌和惡性胃癌，結果讓現場驚豔的是 1942年盤尼西林還未正式量產，還在試驗階段的一段故事。故事主人翁安米勒（Ann Miller）出現在論壇現場，已經八十多歲的她，在三十多歲時因流產而嚴重細菌感染，即將因產後敗血症而死亡的米勒，因醫院拿到第一批的盤尼西林而獲救。

抗生素從問世，救了幾千人、幾萬人、幾千萬人，如今抗生素已經立足醫藥界超過八十年，我們卻面臨聞抗生素色變的時代，馬丁布萊瑟的論述繞著藥物濫用的結果，從歷史的軌跡看到藥物發展的沿革，發展抗生素的意圖中，人類聚焦在對於細菌的格殺令，忽略了細菌適應環境而衍生的抗藥性，也忽略了細菌對於人類健康的必要性。

布萊瑟在書上有這麼一段話：「打從無法記起的時間以來，這就是一場武器競賽，但是對我們人類而言，抗生素的發展簡直如同發展出原子彈，從根本上改變了競賽規則。」暗指藥物研發從來都沒有贏，也不會贏。

過多人工品只會讓自己免疫系統變弱不是更健全

是抗生素的確在拯救人命的關鍵時刻扮演要角，可是我們所要面對的一直都是濫用和無所不用的後遺症。細菌為何總是佔了上風，讀者只要聯想到食物鏈和生物鏈裡面細菌的角色，對照疫情期間疫苗的角色，必須能夠理解病毒終究還是多了贏面，因為醫藥和疫苗所對抗的一直都不是微生物，而是自然法則，今日人們的免疫系統之所以大崩壞，就是人無法勝天的鐵證。

而這正是免疫的大難時代，我們經由感染淬鍊的免疫系統面臨崩壞，從腸道微生物群的居住環境分析，前有食物的轟炸，後

有藥物的凌遲，當醫生的處方藥物由於方便病人按時服用而和三餐綁在一起，食物的輪番轟炸沒有停，藥物的凌遲也不間斷。細菌沒有好的生存環境，就不會有健全的免疫系統，我們今日所面對的不是藥物多發達的時代，而是免疫系統從此疲弱不振的局面，令人堪憂。

● 需要醫藥也要學會鍛鍊免疫系統

「民眾不養生，只會養醫生」，這不是一句玩笑話，如果我不曾熟悉身體的立場，會很自然排在掛號的隊伍中，乖乖地掛號領藥。

我的看法是，真關心病人的醫生會深入了解藥物副作用的傷害，同時不致於無止境的開藥。

蔡凱宙醫師診所的工作人員沒有人打疫苗，不是政策，是蔡醫師的原則，好比我們面對過期食物的抉擇，遠離是上策。這件事就是風險與獲利之間的權衡，我就在這種思考中進入身體的世界，非常意外的在讚歎聲中臣服於身體大自然的懷抱，長期在陽光、空氣、水的滋潤中體驗生命的元素，兩種不能缺少的元素被身體所提醒，這兩種元素原本就是大自然的要角，它們是食物鏈中每一個環節都存在的角色，它們是細菌和食物酵素。

　　所謂食物酵素指的是食物自行發酵的動能，也就是食物的生命。思考一顆蘋果掉落在土壤上，整顆蘋果接著進入熟成的過程，先有食物酵素的驅動，後有土壤微生物的介入，這是大自然回收資源的正常發生。

　　把含有酵素的食物吃到肚子裡面，類似的程序也會在胃裡面進行，除了食物酵素本身，細菌也加入代謝食物的流程，這一段描述有食物的生命本質，也有微生物維繫生命的本質，人體儼然一個小宇宙，所有大自然的法則都適用，我們有責任深入理解，看懂大自然的法則在我們身上要示現的是什麼。

　　我們需要醫療，可是我們也得自己鍛鍊，也得有紀律的養護自己，好比我們都要吃，可是我們也得根據身體的需求養生。免疫系統是身體的天然資源，要善待免疫系統就不能讓身體無止境的消化食物，身體的立場以清除廢物好讓管道暢通為首要重任，身體愈有自主的時間就愈有清出垃圾的動能，減法養生的重點在此，斷食和間歇性斷食的意義在此。

＼蔡凱宙醫師來解答／

過度醫療介入帶來過度免疫問題
醫生只能救急不能幫你養生

　　曾遇過一位病人，他是消毒酒精的重度使用者，拿著酒精四處往身上噴，隨時戴著手套口罩，疫情期間天天四處噴，結果身體越來越差。因為過度的消毒造成身體益生菌的消失，使他免疫疾病發作，而且心裡還落下恐慌症。過度的強調恐懼感，對身體的自癒力沒有信心，就是生病的病因！

　　同理，我們過度的依賴疫苗，會讓身體過度的產生抗體，這些抗體可能造成自體免疫的疾病，而自體免疫的疾病常常比感染性的疾病還要更難處理。

　　疫情之後，我們診所臨床發現，許多疫苗打三劑者，白血球的總數下降到 4000 以下。中性球，也許多人不到 50%，特別容易發生細菌感染。女性同胞要特別小心泌尿道感染，中老年人則必須要小心留意結核菌的復發。未來如果疫苗打越多造成自體免疫的疾病越嚴重，或者是因為白血球越下降，最後引發結核病爆發，就會一發不可收拾。

● 艾米許人與瑞典人的啟示

　　3 年防疫期，國外有人針對艾米許（Amish）人做了相關新冠研究，他們是在疫情中受影響最小的族群，原本外界以爲他們會因爲不打疫苗而被消滅，可是人體的天然免疫力就是這麼奇妙。艾米許人有很強的天然免疫力，扛過了那一波感染之後，所有人一起復原，就再也沒有流行。

　　艾米許（Amish），他們屬於宗教團體，說的是德語。住在先進的美國，但是他們還使用著馬車通勤、他們親手耕種，強調每個人沒有工作就不要吃飯，過著非常獨特的清教徒生活。在艾米許人的社區，新冠疫情當頭，選擇不封城、不施打疫苗（不打疫苗自然沒有疫苗後遺症），外界認爲這樣奉宗教爲圭臬，把防疫當第二、第三線，怕失去防護力，最後會被疫情拖垮，孰不知在天然感染之下。雖然有些虛弱老人家過世了，年輕人活下來，都有天然的抗體，很快的社會就恢復正常。這個特立獨行的族群，這是美國現代社會的最好對照組。

　　這是不是也說了，天然感染的比較好還是人工製造的免疫力比較好，每一個人可以用數據去得到判斷。

　　在瑞典也一樣，在新冠疫情時，不封城、不戴口罩、不禁止上班上課，你想要戴口罩就戴口罩，你想打疫苗就去打，政府可以提供疫苗給人民打。有人嘲笑這種號稱佛系的防疫方法，最後

事實證明經濟沒有受損，社會沒有不安，瑞典的小朋友可以很快樂的上學，該得的感冒或新冠肺炎，一經感染也獲得抗體免疫。這是不過度依賴針劑藥物的最佳例證。

● 選擇自然醫學而非藥廠醫學

我們必須反思民眾害怕被感染，這種思想總是忘了天然免疫力的存在。其實有天然免疫力就無需過度擔心。

回顧防疫那段日子，我們的自體免疫力似乎被丟在一旁，一味等待讓疫苗或抗病毒藥劑來保護我們；大多數的人都沒有在做照顧自己身體的事，讓身體變得更強壯，把重責大任交給了藥廠。除了藥廠醫學的選擇，為何不選擇另外一條自然醫學，只要我們得過病，有足夠的天然免疫力，就可以把瘟疫抵擋住。

不餓的時候不要吃東西，該睡覺就睡覺，做 168 斷食，甚至平常沖冷水澡，利用洗澡做冷熱交替法，洗完熱水將水溫調到您能夠承受的最冷的程度，洗完冷水 1 分鐘再將溫度調到您能承受的最熱的溫度。如此來回交替，讓身體能夠承受溫度的變化，最後以冷水收尾。讓身體的毛細孔收縮，而且起一點點雞皮疙瘩。讓豎毛肌能夠充分運動。這樣一來，皮膚的保護功能也可以上升。疫情期間，美國急診室的醫師非常推崇這樣的冷熱交替浴。

● 救急醫療與養生雙軌並行

　　舉消防滅火器為例，化學滅火器原本就不是我們日常所需。倘若突然發生緊急事件，發生火災，會使用到滅火器滅火，我們會感謝消防員，但不會希望消防員天天到我們家噴化學品。

　　醫生的醫療行為也是，感謝醫生用化學藥品救了你，但你會容忍醫生繼續用化學藥品每天在你身體裡面製造毒害呢？這等情況實際上區別開救急救難與養生系統。

　　我們用房子火災來打個比方。將身體比喻成房子，急難救助的醫學如同消防隊，自律養生好比防火建材。發生火災緊急狀況，當然要利用消防隊趕緊滅火，以免把房子都燒光了。滅火的時候得講究專業，得用不同的專業設備，來處理各種大小火災，其中的設備包括化學藥劑，不過噴化學藥劑有可能傷害到房子，若事態緊急，我們不但不會怪罪消防隊員，更是十分的感謝。

　　假如一丁點火災跡象（生病）也沒有，消防隊員（醫藥）一直到您家來噴化學藥品，說是有可能會發生火災，所以要早期使用化學物品來預防火災，天天使用化學滅火器，這樣子的狀況您的家還能夠住人嗎？

　　沒有火災的時候要用的方法，是要改變建築的材料，這些方法都不是消防隊員所熟練的專業。回到醫療，當有患者糖尿病酮酸中毒，這是因為過多的血糖無法被細胞利用，最後造成電解質

不平衡，實屬緊急狀況，必須住加護病房治療。這便是醫療的救急救難系統的表現。

　　然而就糖尿病的控制，長期使用藥物，有許多的副作用。應該要嘗試用生活方式改變來治療糖尿病。所以新的醫學，是要做許多的病人教育。病人也要願意主動地改變自己的生活，而不是被動的吃藥。新的醫療服務，應當是一定能教育為主，盡量少使用藥物，才能夠重新贏回病人的信任。

　　換句話說，醫生專司治病，處理緊急狀況，但醫生的專業並不是養生，而且他們的專業是藥物手術，所以思維受到很嚴重的限制。因此關於養生議題，相信許多醫生也是一片白紙。就我個人而言，我也是重新學習，身為醫生也不是每一樣事情都懂。更不是每一件事情，我都願意放下身段去好好學習。病人是我們（醫療人員）這一生最重要的學習對象。

　　陳立維老師的自律養生課程，也帶給我很大的啟發。因此才會跟他一起寫這本書。希望以後每一個病人不要再生病了，能夠遠離疾病遠離醫院！

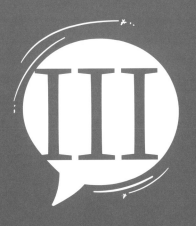

或許你該
嘗試減法養生的
免疫製造

食物精緻化是人類的創意，某個角度是一種福
報，從消化道立場來，福報卻是場災難。吃，
沒有問題，次數與頻率才是問題，撼動腸道細
菌生態。少吃幾次、也少吃加工，多吃天然，
自然就有健康。

第9話

健康自己選，
不用仰仗多數決

科學實證有被證實的一天，也有被推翻的時候！
免疫與葡萄糖關係，觀念已今非昔比

———————————————————————————— 陳立維

● 科學認證往往需要再次驗證

　　試圖回憶自己的閱讀記憶，嘗試挖出有多少科學家真誠認錯的印象，幾乎都是在真相浮現時錯誤主張的當事人早已離世，沒有承認錯誤的機會。

　　翻開人類世界近代感染史，最著名的科學家認錯要回溯到 1849 年發生在倫敦的霍亂疫情，當時有兩位統計學者分別在分析研究霍亂疫情的真正病因。畢竟是人類尚未連結微生物和病症關係的時代，具備知名度和地位的統計學者威廉法（William Farr）研判霍亂經由空氣傳染，而另一位統計學者約翰斯諾（John Snow）則傾向病原從飲水而來。

健康觀念未必從一而終

　　威廉法在四年後的另一次大規模霍亂疫情中，相信了斯諾所提出的特定水源和感染區域的相關性證據，因爲證據都攤在眼前，他公開承認自己的主觀和無知。

　　大量閱讀探討飲食的相關圖書，發現一個有趣的現象，不是巧合，是錯誤被公開之後的全面撻伐，幾乎每一本探討脂肪新知的書都會討論安賽基斯（Ancel Keys），他是低脂飲食的倡導者，近幾年，幾乎每一位學習生酮飲食的人都得先認識這位誤導人類飲食觀的「大師」。

　　在我們的成長年代，料理佳餚的油和動物性肉類的油被連結到血管裡面的膽固醇，食用炸雞腿之前先用紙把表面的油吸掉，甚至有所謂甲殼素的產品用來在腸道裡面把食物裡面的油吸過濾掉，如果說這一切誤會都可能源自某一位人士的主觀判斷，這也許還只是人類歷史上荒誕科學的冰山一角。

　　直到近幾年，論述脂肪的重要著作陸續問世，內臟脂肪和血管內囤積的罪魁禍首，苗頭指向了精緻澱粉。但我從熟練斷食的領悟，脂肪囤積的關鍵因素在生活作息，也就是身體忙著處理三餐精緻澱粉的結果，並不是單純的精緻澱粉原由。

● 健康的選擇不全是聽權威怎麼說

　　對多數年長者來說，老舊觀念甚難抹去，無法想像連結米飯麵食和內臟脂肪之間的關係，重點，它不是兩者之間的直線關係，牽涉到時間，牽涉到身體處理食物的耗損，還有多餘的葡萄糖必須轉換成脂肪以便儲存的設定。

　　解釋這一段和免疫系統是很有關係的，免疫系統屬於自主運作的系統，它不需要大腦下指令，可是一旦身體長期無法自主，請問免疫系統要如何自主？熟練斷食的人懂這些道理，因為對於身體的自主很有感，對於身體的動能很有心得，但對每天習慣吃三餐的人，卻不容易領悟，在飢餓與飽足完全駕馭身體感知的人身上，很難有感。

　　身體不會犯錯，但是科學會、人會。即便是科學權威也有說 sorry 的時候，然而受害或受傷的總是信任科學或信任科學家的人。

醫療技術進步，養生觀念也在進化

　　分享 Peter Attia 醫師早期的一段演講視頻，這一段演說令人印象深刻的部分是演講者哽咽那一段，我不時在講座中分享這一段體悟，蔡凱宙醫師也在他的直播內容分享過他對於 Peter

Attia 醫師這一段演說的看法。

　　病患情況很糟，送進急診室，醫生見狀，怒火升起：「你怎麼把自己搞到這種田地？」。我描述 Peter Attia 所陳述的那一段令他懺悔的場景，就像很多人在門診被訓斥的內容：「你一定沒認真吃藥，對不對？」

　　病人該罵，這點應該沒有爭議，可是事過境遷，近年來尤其對於糖尿病的發生和用藥邏輯都有全新的觀點，Peter Attia 思考到不全是病人的責任，其實醫療邏輯也耽誤了病人。他希望當年在急診室的那位糖尿病患者可以原諒他，原諒他的主觀和責難病患的態度。

　　尤當健康觀念不斷被革新，藥物所影響身體傳導或正常生化的意圖，持續被探討；藥物研究所認定的小缺失可能在病患身上製造大效應，已經逐漸被公開且證實，那麼我們面對健康，就該做出自己的選擇，而非順從主流意識，不是聽別人云云。

\蔡凱宙醫師來解答/

真理不需要你同意 · 自己才是自己最好的醫生

　　德國一群醫學專家在〈長時間間歇性禁食對自噬、炎性小體和衰老基因表現的影響：一項針對健康年輕男性的探索性研究〉，招募了 25 名健康年輕男性，每天禁食 17 至 19 小時，持續 30 天，企圖探討間歇性斷食對健康的影響。

　　所謂的自噬是一種通過細胞內成分的分解代謝，以保持能量穩態和細胞適應性，自噬失調與許多疾病有關，例如糖尿病、癌症、血管疾病等。而炎症小體是先天免疫系統的一部分，炎症小體會導致發炎，造成衰老，以及老化相關的疾病。結果研究發現，減少熱量攝入或間歇性禁食是一種自噬激活劑，間歇性禁食是有益健康，禁食 24 小時更可抑制炎症小體的形成。

　　另外，醫學已經證明了過高的活性氧（Reactive oxygen species）水平會對健康造成損害，禁食可以去除衰老細胞和減少活性氧。

　　斷食可以有益身體健康，目前我做過最久的斷食是 21 天酵

素斷食。這是喝台灣生產的百草酵素，其中有許多的蔬果及中藥材，我有把我的腸胃道重新整理過，身體進入一個完全不一樣的階段。減體重到 67.8 公斤。是 20 年來最低的體重。復食之後，加上鍛鍊，就開始長肌肉，目前 74 公斤，54 歲的精神和體力都比 30 歲的時候更加強壯。

我的選擇如此，你的選擇會是什麼？

● 多認識身體自癒力減少醫療需求

醫學的老師對於新手醫生最基本的要求，就是不能夠傷害病人也不可以傷害同業。自古以來醫生一定要站在病人這邊，為病人講話。醫生不能站在藥廠那一邊，為藥廠講話。醫生也應該站在貧苦的人民那一邊，而不是站在統治者的那一邊。

窺探造物者事實上是非常疼愛人類，把人類設定成一個不太容易生病的狀態。只要我們不要溫飽過度，而且適度的斷食，可以有堅強的自癒力。

很可惜目前的醫學教育並不教育人體的基本設定，而是用藥物、手術、疫苗來弱化人體，以方便賺取金錢。本書的目的是希望每一個人認清自己的身體，強化自己的潛力，減少對醫療的使用需求。

　　記得有一次，立維老師跟我一起跟診，我突發奇想說出「眞理不需要你同意，謊言才需要你相信」。意思是眞理就是眞理，人只能順服眞理，不能夠抵擋眞理。我們要用我們的一生去驗證眞理，用我們的生命去體會眞理，站到眞理那一邊，而不是要眞理站在我們這一邊。

　　我們不能代表眞理，只能隨時調整往眞理的方向去，因爲世界變動非常的快，所以我們要隨時調整自己，朝向眞理的方向前進。如同我常跟病人說：「你不要相信我，你要相信你自己的身體，我只是你的教練。」陪伴你覺察自己的心理感受，要怎樣對不喜歡的事情表達拒絕，又要如何肯定自己的價值，該怎樣覺察自己身體的細微變化。

　　同前面章節所提到的，身體會釋出訊息告訴你，自己才是自己最好的醫生。

第10話

警告‧告別，
斷開精緻飲食惡魔

食物愈是不斷精緻化，食品工廠不斷研發新口味，
相對你的身體承受了什麼？
如同藥物級數與疫苗技術不斷精進，解決各式症狀的新藥推陳出新，
享受美食便利性與施打疫苗同時，身體也在接受這些「異物」。

—— 陳立維

● 精緻吃引發內分泌負擔

　　食物精緻化是人類的創意，某個角度，這是一種福報。從消化道的立場，這項福報可能是一場內分泌的災難，除了器官的生命耗損，人體的壽命也因此折損。幾乎每個人都有吃得很難受的經驗，但不是每個人都願意學習斷食，形容斷食是和身體對話，道理來自過程中體會處理食物的負擔，消化耗損生命幾乎都是實證體悟，很難一說就懂。明知道，我們還是愛吃，食物的魅力永遠凌駕在我們對於身體的疼惜之上。

　　吃，不是問題，吃的次數和頻率才是癥結點。我們把一餐各

181

種菜色的熟食全數交給消化道，消化的影響層面很廣，我們甚少關注到它進一步牽動腸道微生物的生存，因為每一個人的飲食習慣以每日的基礎在撼動腸道的細菌生態。

精緻美味的代價

我們這一代的多數人守住了吃三餐的鐵律，把吃和時間緊緊綁在一起，時間到了就要吃。每天有三次機會坐在餐桌旁，深刻感受到那種幸福感。長時期吃三餐，導致廢物毒素囤積在身上，效應延續到身體的能量失衡和內分泌失控，胰島素阻抗和高胰島素血症是近年被高度討論的議題。因為飲食造成高血糖，所以換藥物加入作用，說好聽點是降血糖。不過血糖高峰來自某一餐的高精緻澱粉，胰島素可望努力維繫好血糖的平衡，可是藥物介入了，身體的努力退卻了。

最終是有心調整飲食的人依然得受制於藥物的控制，畢竟降血糖藥物早以介入他的血糖內分泌迴路。

惋惜的是人們無從體會消化這檔事的耗損，因為看不到，也感受不到，也不會把病痛和消化做連結。提到身體的負擔，我們每天吃的熟食就得搬到檯面來檢視一番，這就是在消化道的外圍出現兩條管子的必要性，一條從肝臟出來叫做膽管，另一條從胰臟過來稱胰管，這兩條管子很有默契的在進入十二指腸前會合，

這是演化的神來之筆，因為要共同執行消化任務。

　　不管吃下肚的熟食是不是煎煮炒炸，或是流行下誕生的舒肥料理，甚至為了追求健康，少油少鹽、吃水煮肉、菜，姑且把進食頻率拋開，這類熟食都需要肝臟、胰臟來消化。料理程序愈是複雜，消化重擔也跟著沈重。

　　我長期在講座中介紹「食物酵素胃」，在所有的養生書籍中幾乎都看不到這個名詞，唯獨《酵素全書》的作者艾德華賀威爾（Edward Howell）提出他個人的見解，也是斷食養生的概念啟蒙。艾德華賀威爾終其一生研究食物酵素和生物體的關係，他發現每一種動物都為食物提供獨自發酵的空間。

　　這裡所謂的食物就是生食，顧名思義是指有生命的食物，也就是充滿食物酵素的食物，概念接近原型食物，但是沒經過「料理烹煮」手續。而由食物自行發酵的過程，動物體除了提供空間外，不需要參與食物的發酵，這些概念與其說是動物體的智慧，不如說是一種生物默契，好比細菌和生物體之間的和默契。

> **我們很熟悉吃到飽文化，但是否想過食品、藥品和疫苗的實驗室都代表另一種概念的吃到飽。**

食物能養生也會不知不覺傷身

　　學習養生有必要經歷概念上的吸收，也必須追加實踐中的領悟，亞馬遜原住民腸道菌相之所以優於文明人，全世界長壽村的住民之所以輕鬆跨越一百歲，他們的食物就是經歷這一段「食物酵素胃」的饗宴。有興趣的讀者可以去圖書館借《生食，吃出生命力》，因為書已經絕版，這本書是美國生食家族針對全生食飲食的實踐紀錄，是一本素人養生的重要指南，作者沒有醫療或營養學背景，他們全家奉行生食的動機是醫療治不好身上的病痛。

　　我建議讀者從肝臟和胰臟的重症印象，去對照上述肝臟和胰臟不需要介入的發酵過程，人體的消化耗損雖然不限肝臟和胰臟，可是這兩個內臟首當其衝，在人類飲食熟食化之後，成為人體每天最為勞累的器官。胰臟的角色從單純的平衡血糖進階成食物分解的重要憑藉，因為消化酵素的主要來源就是胰臟，至於肝臟本身的工作量已經滿載，由因為熟食文明而必須頻繁製造膽汁，畢竟精緻食物少不了必須仰賴膽汁處理的油脂。

　　尤其人類發展出料理文化之後，我們如今很熟悉廚師擺盤的優雅氣質，另外一個畫面是高檔料理的吃到飽文化。在料理大精進的趨勢中，一直存在人類身體的敗壞趨勢，在賓主盡歡的「吃不下了！」中，人們聽不到身體的吶喊，感受不到身體的頹喪。結果，該補充的能量不補充，反倒耗損自身生命能源來馳援消

化，使得免疫系統的戰備後援被我們吃掉了，身體運送物資的基本燃料被我們挪用了。

● 不被飢餓感遙控的減法養生

被飢餓感遙控而必須不停的吃也形成一種失控的生理迴路。有一天，蔡醫師問我：食物是不是異物？所謂食物就指我們每天餐桌上的食物。所謂的異物，指的就是熟食，就是我們都熱愛的美食。（前文說明過，以身體的負擔回溯，食物分成可以自行發酵的生食和必需委由身體消化的熟食。）既然肝臟和胰臟都可以支援消化，代表熟食可以被接受，可是你從食物不斷的精緻化，食品工廠不斷的研發食物，體會到什麼？藥物的級數和疫苗技術的不斷精進，告訴我們什麼？我們在享受美食便利性以及施打疫苗的同時，身體承受了什麼？

講述一段發生在我自己身上的故事，距離現在 18 年前，我因發酵前輩鄭董事長的提醒，經歷人生第一次七日斷食。由於這份感受太強烈，對於人類的病痛突然捎來強烈的領悟，平日在吃與排泄之間產生對價的意識，赫然發現完全不是這麼一回事，沒吃的過程，身體反而大興土木，把囤積在身上的廢物大規模的運送出去。

　　為了驗證自己的體會，我們夫妻兩人曾經嘗試一個月全生食，大原則就是不吃煮過的任何食物，挑選可以生吃的蔬果和像是優格、泡菜的發酵食物，從食物的本質論述，也從身體沒有負擔的角度，那個月也是一種另類的斷食。

　　從此，食物的本質成為我講述斷食的基礎，引導學員從大自然的視窗看到食物是生命的圖像，繼續從身體大自然的立場探討如何從同理身體的方向飲食。既然身體是主軸，既然迎合身體是大方向，那麼不打擾身體便是最高原則，降低身體負擔成為重要訴求。

> **大家都試圖把免疫力連結到「少吃」和「多運動」，我個人也曾在這些教條中摸索，直到接受斷食與空腹的深度洗禮，我領悟到身體的平衡力不來自於我們給它什麼，而是減少打擾它的時間長度。**

　　熟練空腹之後，深刻體會到人不知道如何珍惜自己的身體，也不知道如何珍惜可貴的生命。如今，癌症有疫苗了，皮蛇有疫苗了，加上每年打不完的流感疫苗，如果你照單全收，一年要打

多少針？人體需不需要疫苗？請務必在熟練斷食之後，確認自己
有肯定的答案。食物是不是異物？請務必在熟練斷食之後，不斷
問自己這個問題。

\蔡凱宙醫師來解答／

現代食品多加工反而干擾免疫製造
斷食排毒減少身體生病機會

　　吃東西本身就是一種異形的入侵，因爲食物不是身體的一部分，要經過消化吸收才能夠變成我們身體的一部分。所以不要以爲吃東西都是一種享受，有時吃也是一種負擔。

● 食物的糖添加讓肝臟負擔大

　　吃的愈多，消化道負擔愈大，尤其我們目前飲食多半是加工食品，對身體負擔更大。畢竟現在的食品有太多的糖添加，很容易因爲糖過頭，造成進一步的代謝受損。果糖是由肝臟代謝，食品加工用的糖就是果糖，如果肝臟受到傷害，身體便會無法解毒，容易發炎。

　　身體需要葡萄糖，但是不需要果糖，而果糖的代謝就如同酒精一樣。大家都知道喝酒會傷身體，但是忽略了果糖吃太多的過

程也會像酒精一樣傷害肝臟。

　　接下來要分享的研究案例，雖然和 COVID-19 疫情有些關聯，不過該研究報告也明確指出糖分攝取與疾病關聯性。

　　美國非營利性醫療系統 Intermountain Healthcare 進行研究發現，有進行斷食的民眾若不幸染疫，產生嚴重併發症的風險較低。

　　《醫學假設》期刊（Medical Hypotheses），是醫學研究與實驗學術刊物，主要報導醫學研究與實驗相關領域研究成果與實踐。它在 2021 年 3 月，刊登一篇研究文章＜飲食和鍛煉能否降低 COVID-19 綜合症的風險？＞（Could diet and exercise reduce risk of COVID-19 syndemic？），原發表作者提出，糖攝入量增加以及缺乏身體鍛煉，可能是葡萄糖代謝受損導致 COVID-19 疾病嚴重程度的決定因素，最終導致綜合症狀。

葡萄糖過多會增強病毒複製

　　其文章強調，官方統計也說明了糖攝入量增加、每日熱量攝入量高、每日體力活動水平低，與 COVID-19 死亡率相關。如入院時，空腹血糖指數較高的患者，出現嚴重 COVID-19 症狀的風險也增加。

　　作者還指出葡萄糖水平升高會增強病毒複製，從而在體外觸

發單核細胞產生細胞因子增加。通過改善葡萄糖攝取、更健康的飲食和運動習慣，可以調節個人罹患嚴重 COVID-19 症狀的風險。

這份研究也羅列全球各地 COVID-19 死亡率存在顯著差異，在西非和中非，死亡率非常低。尼日爾和查德的死亡率分別為每百萬人 2.85 人和 5.84 人，而美國的死亡率為每百萬人 677.27 人，英國為每百萬人 662.85 人。西非和中非死亡率非常低的原因之一，可能是因為生活方式和更健康的飲食；反觀西方，採用典型西方飲食的人會攝取大量糖，但卻不會消耗過量糖提供的能量。

且各國人均食糖消費量與 COVID-19 死亡率之間的總體趨勢也非常明顯，人均食糖消費量較低的國家，如尼日爾為 1 公斤，查德為 2 公斤，死亡率較低，分別為每百萬人 2.85 人和 5.84 人；俄羅斯 42 公斤、以色列 56 公斤，死亡率分別高達每百萬人 178.5 人和 267.34 人。

每日熱量攝取趨勢也是，熱量攝取平均值較低的國家的死亡率通常低於平均值較高的國家，顯示熱量限制在降低 COVID-19 嚴重程度方面發揮著作用。採用均衡飲食和養成運動習慣的健康生活方式，是降低新冠肺炎嚴重程度的關鍵。

● 未來是樸實的斷食醫學、 減法養生

既然知道糖吃多對身體無益，那怎樣吃才是對身體好？

未來是斷食醫學，它是減法不是加法，加法需要能力金錢，減法需要智慧、需要堅持。加法當然也可以，把毒排掉，再加好的東西進來，但那絕對不是藥物。

所謂新陳代謝就是把髒東西排出去，再把好的東西重新做出來。身體的細胞會老化，所以老的細胞會凋亡。凋亡的細胞零件並非沒有用途，是會被身體回收再利用。重新組裝變成新的細胞，這就是細胞再生的能力。

為什麼會有捐血有益身體健康說法，那是因為紅血球 100 天代謝更新一次，規則地捐血是可以活化我們的新陳代謝，不但可以救人，也有助於身體的健康。凡事有付出，會更加富有，就是這個道理。

斷食可減少身體發炎

所謂的減法養生即為斷食，斷食的方法有很多種。最強烈的叫做乾斷食，就是不吃也不喝，在回教的齋戒月，信徒們不吃不喝的時間每天長達 13 到 19 個小時，時間長達一個月，這就是一種宗教的淨化活動。這樣的淨化活動，有醫學研究指出可以減少

身體的發炎。是有抽血報告加以佐證。

　　因此在後疫情時代。我們鼓勵患者多做斷食。尤其中班斷食是速度比較快，效果比較好，但是難度比較高的方法。通常都是在熟練其他的斷食方法以後才能夠加以嘗試。

　　另一種斷食法是不吃固體，但可以飲水，叫做清水斷食。不過清水斷食有的時候會造成電解質不平衡，造成頭暈，抽筋，全身無力。因爲我們所流的汗和解小便裡面都有鹽，所以適度的補充鹽水或和一些鹽片可以幫助清水斷食，減緩副作用。在清水斷食的時候，身體因爲沒有消化的負擔，可以減少身體 10% 的基礎代謝能量，而這些能量可以用來修復身體比較虛弱的組織。這樣可以加速身體的癒和力。

　　還有一種斷食 — 打點滴斷食，這在醫院常常使用，過程就是幫助病人注射生理食鹽水，如果病人的腸胃道都沒有辦法蠕動，或者當下患有是嚴重的腸胃炎，只要打點滴三天，病人的腸胃道就自動恢復。

　　無論何種斷食，凡經過一周以上長時間斷食，想要重新恢復飲食，別急著什麼都吃下肚。首先第一天，要喝些米湯，第二天要以軟爛的食物爲主，第三天才恢復一般的飲食。千萬不要暴飲暴食，以免傷害身體。

● 少吃就能有自癒力降低癌症發生率

　　既當身體不處理食物的時候，自然就有時間可以處理許多的廢物、去處理壞的細胞。相反，一直吃，沒時間清理體內老廢細胞，到最後這些壞的細胞就變成無法處理的垃圾山，最後變成癌細胞。所以多做斷食自然就沒有癌細胞的產生。

　　斷食讓腸胃道及肝臟得到充分的休息，身體的自我清理能力才會發揮到最大的功效。從醫學的角度看來，一天以內的斷食屬於間歇性斷食，這是完全沒有任何副作用，如果想要三天甚至三天以上的斷食，最好是有教練陪同，特別是個人有使用藥物，一定要請精通斷食期間用藥的醫生協助，適度以一些營養品來取代藥品。因內容太過複雜，而且因人而異，所以在本書中沒有辦法詳細討論。但凡事謹慎小心，而且要有經驗，千萬不要道聽塗說，因為斷食也是有風險的。

　　在還沒有跟立維老師合作之前，我自己的斷食最多做到四天，和立維老師學習酵素斷食之後我的紀錄是 21 天，500 小時的空腹時間。2023 年初及年尾跟著立維老師一共做了兩次的 21 天斷食讓我的身體清理的許多的毒素，身體進入另外一個成長的階段。

　　我許多的患者也從中得到健康的進步，身體及心靈都進入另外一個前所未有的精進狀態。我覺得這是我找到的養生方法中最

令人脫胎換骨的方法。所以鼓勵所有的有心人一定要熟練斷食，這樣子才能夠讓身體不要再生病。因此這本書是所有的人在進入自然免疫療法，避免疫苗的傷害，一定有熟知的武功秘笈。

蔡凱宙醫師來解答

第11話

斷食、藥，
找回身體自癒主導權

今天的環境太重視吃，我們才得勤練不吃。
熟練不吃才有機會清除掉身上的毒素廢物。

———————————————————————————— 陳立維

● 吃的養生還是不吃養生？

踏入斷食是奇妙的際遇，將近二十年了，那個時代已經是台灣發酵產業很成熟的階段，把斷食和發酵結合是偉大的創意，它賦予發酵故事，並且賦予斷食生命力。

兩位前輩在他們家的露台和我促膝長談，主題是「成為養生老師之前必先經歷斷食」，我收下他們的斷食禮物，和妻子一起完成人生第一次七天斷食。這兩位前輩成為我的生命貴人，他們姓鄭，是夫妻，家在嘉義民雄，在他們家睡那一晚改寫我這一生。

我的領悟呼應了鄭董事長夫婦說的：「沒有斷食經驗不適任擔任養生老師」，我為了適任而練習斷食，也因為熟練斷食而成為

專任的斷食教練。

　　斷食改寫我的養生視窗，從加法轉成減法。加法養生把身體看成一具需要持續補充營養物質的生命體，在商法的世界中稀鬆平常，廠商的行銷切入點就是「你不夠，所以要多；你缺乏，所以要補。」這種營養觀的切入無可厚非，唯獨很容易聚焦在不足，反而忽略了身體處理平衡以及組裝營養的能耐。

身體需要休息不是一直補充

　　透過營養學的邏輯，其實不太容易理解身體回應斷食的說法，換個角度來看，我們都說身體需要「補充」營養，你會想方設法把營養補加進身體裡，吃營養保健品、會跟著節氣吃當令食材，企圖用食補來養生，但身體是逆向思考，重點不在補充，而是不打擾。

　　我長年解釋這種因果的說法是「身體不處理食物就處裡廢物」，斷食的概念就是在不打擾身體的同時啟動身體的因應，加法養生不知道身體有想法，每天吃三餐的人不理解身體需要有處理廢物的立場。必須說，沒做過的確不容易領悟，這是做了就懂的道理，願意做是關鍵。

　　民間的養生教條中，吃什麼具有絕對的重要性，沒有人會推翻這句話，可我要說的是 — 吃什麼不重要，不吃最重要。

　　「不吃最重要」這五個字有附帶的前題，首先必須在重視吃的環境彰顯這五字，其次是在身體大量囤積毒素的環境下，宣導這五字。因為今天的環境太重是吃，我們才得勤練不吃，因為我們的身體堆積太多毒素，熟練不吃才有機會把身上的廢物清除掉，同步處理資源回收。

先清毒素才有製造免疫空間

　　如果斷食只是清除身體的毒素，那營養有充足嗎？斷食必須伴隨安全材料，其中關鍵在於發酵，利用發酵整合所有作物生命力，在不進食的斷食過程，身體持續收到豐富的營養材料，飲食習慣只是階段性的調整，立足點在身體免疫系統的復甦和自癒力的全面啟動。

細胞自噬的研究連結睡眠和斷食，兩者共同的基礎就是提高身體的自主，相對大腦干預的比重必須降到最低。

　　不過身體想的（斷食）跟大腦未必同步。減肥、止痛、康復，統統是大腦的想法，身體想的是把廢物搬走，好讓管道暢通無阻，只想合作共生。所以想執行斷食，最好讓大腦的想法和身體一致就會成功。

　　大腦與身體該如何一致？從信任到願意交付，這是我所謂的動機。呼應「感染是免疫的淬鍊」，豬隊友其實是斷食最好的禮物，也是斷食的動機是否明確的考驗。斷食過程看美食節目或搜尋美食餐廳，兩種角度形容，一是慰藉，一是期待，你必須在這些經歷中體會大腦和身體不相同的角色。

　　養生最根本的解方在自己身上，斷食千萬不要自己關起門做，務必先明白斷食的道理，找到有經驗的前輩，透由有系統的團隊指導，而且不要有試試看的心態，跟著教練做年度計劃和週計畫。

● 從168到168小時

　　在市場上還沒正式有 168 斷食的時代，我已經在推廣 168 斷食的團隊服務，應該有不少人參加過「彩虹舒活營」，那是台灣推行斷食教育首屈一指的單位，我們經營出斷食的環境，也培養出很多熱愛斷食的學員。那個年代我們稱 168 斷食叫半日斷食，概

念來自日本甲田光雄博士所寫的一本《半日斷食的神奇療效》。

168 是斷食最基本體驗

甲田光雄博士宣稱從每晚八時到隔天中午的 16 小時不進食，他發現認真執行的健康獲得很大的改善，在他書中列舉很多民眾執行 168 斷食的心得，書名稱《神奇療效》也呼應書中所舉出的神奇見證。

我個人不特別崇尚見證，畢竟很多見證都是拿錢辦事，自己實證才是真見證，在營隊授課以及帶小組的經驗中，我除了把心得寫成好幾本書，自己的健康狀況也因深度執行斷食而大幅提升。

在平日和身體深度對話的過程中，同步重建腸道微生物菌相，身體在更新細胞的過程也更新腸道環境，結果是連對於食物的選項都出現很大轉變。這個領悟對我產生巨大影響，在某次咀嚼小黃瓜時，內分泌回饋我一種奇特的喜悅感，這個以前不愛的食物居然送給我截然不同的感受，那一刻領悟到：食物的選擇要多聽細菌的指令，讓菌相決定食物可以添增快樂感受。

我們長期除了推廣 168 斷食，並且同步執行與輔導七日斷食，所謂的七日斷食就是完整 168 小時的禁食。學習不吃之後，身體的感受不再相同，對於飢餓感的感受和承受能力都不相同。

七日斷食的身體生態平衡

　　我個人在十多年的斷食洗禮過程中，不斷在觀察感受身體的細微變化，除了皮膚發亮外，臉上沒斑以及摸起來滑順的皮膚幾乎是凍齡或是逆齡的表現。個中的奧妙只有一個道理，就是主導權，順從身體的立場就是讓身體擁有自主權，當我覺得 168 不再能滿足身體的平衡需求，就收到身體要求將間歇性斷食的時間拉長的指令，終於在平日 168 將近八年後進入 204。

　　自己深刻體會到年紀越大少吃的慾念越強，每日進食的原則就是只有一餐熟食，從每日穩定吃三餐的視角的確不可思議，這種做法的出發點完全顧及身體的立場，身體不會有任何囤積，沒有小腹，沒有淤塞，沒有負擔。

　　每季執行七日斷食外，身體必須在平日維持各種狀態的平穩，生活作息配合身體，對身體做出承諾，每天就是一小段時間的打擾，該吃的時候就開心的吃，不給自己任何的戒律，維持最高品質的情緒狀態。時間拉回到此刻，我已經每日一餐超過七年，過程中我每天維持給身體強大的酵素生命支援，而且絕不過量飲食。

● 從食物的少吃到藥物使用減少

由於領悟到身體有所謂的進食日和斷食日，我把美國近年有一位斷食學者 Michael Mosley 所推廣的週休二日置入我的生活日常。

我們每週都休息兩天，身體也有立場要求要週休兩天。美國人從控制卡路里的方向週休，那兩天把熱量降到一定的程度，其他五天沒有太多戒律，我們則在另外五天繼續講究身體的需求，間歇性斷食不中斷。這就是我個人熟練將近 20 年的減法養生心得。

長時期斷食需有專業諮詢

在我進入一甲子人生後進入最高規格的執行，想斷就斷，想吃就吃，該讓身體休息就休息，很想吃就開心的吃。

身體從很多面向展現其卓越的進化成果，我們可以從睡眠的研究窺知一二，我個人則是從深度斷食中體悟身體的天賦。扣除我個人親身體驗，也持續輔導鼓勵他人找到身體唯一的主幹道。嚴格說，斷食的動機不從他人過來，必須是自主的意願，我們聚集了一批熟練斷食的健康人，每年兩次，一次斷食三週，都是個人意願，沒有脅迫，沒有壓力，很慶幸有蔡凱宙醫師的加入，證

實這是一件回歸身體大自然的美好旅程。

　　從飲食上的斷捨離，我更想引導醫療思維能多聆聽身體的聲音。我經常和長期服藥的長輩溝通，他們一致認為可以活命是拜藥物之賜，也認定身上的藥物可以確保他們繼續活下去，這種堅定實在讓我哭笑不得。可是我也深知，他們內心還有恐懼，他們對於病情隨時會惡化的擔憂從未停止。

　　細菌病毒的殺傷力是否提升，或許反應人類的免疫力普遍失衡，人類逐漸放棄自己療癒力是否才是問題的根本。從進化角度，免疫力不增反降是重大議題，細菌病毒的變種是次要議題。身體的生存力和保護力顯然值得我們信賴，結果反而害怕了，結果反而失去對進化的信任。

　　斷食的本質不是完全沒有食物，是食用不剝奪免疫系統能量的食物。這裡強調的重點不在食物，在時間，斷食和身體之間的關係除了隔離精緻熟食，重點在時間的長度，因為時間的延續攸關身體自主的調節。如果把身體當成另外的個體，斷食就是你和身體之間的合作工程。如果可以和身體有系統而且有紀律的合作，身體的自主性拉高，免疫系統的定位就很明確，讓免疫系統很稱職的扮演它自己，免疫的苗就會在體內繁殖，疫苗就可以是身體自製的疫苗。

觀念須慢慢校正改變

　　「生活是修行的道場」，這句話台灣人最不陌生，台灣人投入修行的人口比例很高，一般是靈性的修行，比較少人記錄身體的修行意願。兩者道理一致，而且相輔相成，都需要大腦意識的全力配合，後者就是環境、學習和意願。從每日的基礎記錄對身體的尊重，進而從每週的基礎配合身體的需求，在紀律的腳步中，執行者可望清楚感受到身體的健康狀態，經驗總是在每一波的流行性感冒確診潮中，免疫系統非常明確回應平日對它的態度。

　　身體需要或不需要疫苗不由他人來要求，自己該不該打疫苗也不由別人來下指令，和身體對話很深的人自然會有體會，自己（免疫系統）能做的事不需要勞駕他人，道理很簡單。我個人不吃藥的意念也不是承襲任何教條，是個人的領悟，是自己用大半輩子的觀摩和進修所得到的結論，我沒有跟隨環境不合理的要求走，才有機會結識一位幾乎不開藥給病患的醫生。

\蔡凱宙醫師來解答/

斷食、免疫製造、自癒力

　　我有一個患者的母親活到 90 幾歲，在家裡自然的善終，幾乎不用看醫生，她給寶貝兒子的秘訣就是，人要向動物學習，肚子咕嚕咕嚕很餓的時候才吃東西，讓腸道常常保持清空的狀態，很自然就不會生病。

　　現在有許多的食品公司廣告，叫你不可以錯過早餐，三餐要定時，甚至叫你少量多餐多吃幾次。就我們目前的看法，都是聽聽就好，要聽自己的腸胃有沒有咕嚕咕嚕餓了才吃東西。這才符合自然界的運作原理。

　　現在人的代謝症候群就是吃太多，吃太多次，吃太多時間。在文明社會，你會聽到吃太多撐死，並非被餓死，除了受虐事件以外。

● 黃金72小時救援代謝

　　身體非常聰明，有許多備援系統。平時如果沒有稍加鍛練，戰時就會無法應變。這包含救援代謝在內。

　　大家都聽過黃金 72 小時救援，數字是從何而來的呢？

　　人有一種潛能，能在 72 小時內不吃不喝的狀況下，不會立即死亡。所以在緊急救援時，務必須在 72 小時內完成。我們從出生開始就有這項潛能，剛出生的小嬰孩母親已經爲他準備的皮下脂肪，所以三天三夜不吃不喝，也不會死掉。因爲他們會將身體的皮下脂肪轉換成能量跟水分，就如同駱駝在過沙漠的時候沒有吃東西也沒有喝水就是把駝峰裡面的脂肪燃燒，自己就會產生內生水，如此就能夠在艱困的環境之下活下來。我們一出生身體裡面就有如同駱駝過沙漠的基因。因爲嬰孩在母體裡面，可以使用脂肪來當作能量的來源。

　　換句話說，黃金 72 小時，其實就是身體的自救模式，在非常極端的狀況之下，身體就會採取救急的代謝模式。所謂的救援代謝，就是燃燒身體囤積的脂肪，如同北極熊在長時間冬眠的時候如何利用身體的脂肪產生水分，在長時間睡眠的狀態之下也不會餓死。

　　這就是人類的潛能，只是消耗脂肪這一條路需要很多的酵素，酵素就是把脂肪轉換成能量的身體重要物質，如果我們平時

沒有做斷食的訓練，這些酵素的存量就會很少，如果緊急的時候要用，身體會來不及反應。我們吃東西，能夠吸收能量。不吃東西的時候，也能夠燃燒能量。

用房子做比喻，吃東西的能力叫做前門，不吃東西的能力叫做後門，如果我們一直吃東西，就是一直是打開前門。而忘記也要同時鍛鍊不吃東西的能力，那時候後門在緊急的時候就會打不開，無法逃命。

其實我們的身體很聰明，當身體有狀況的時候，很自然讓你吃不下東西，讓你能夠停下來好好的整理自己的身體。所以平時養生，不要太過於依賴用吃來補身，也要重視不吃東西的時間能夠更加的拉長。養生的功課很重要的一環就是熟悉斷食，享受斷食。

我常與患者提醒自然醫學就是在發揮身體可以不吃不喝的潛能，但該怎樣發揮潛能，我常比喻門如果好多年沒開，是不是會卡住，就像身體的自癒力和自救力的潛能平常需要去開發，有規律的斷食，可以啟動基因的表現和酵素的潛能，讓身體的代謝能往這邊靠攏。

● 減法斷食醫學與疫苗副作用治療

平日只要有機會，一個禮拜斷一天，一季斷 3 天，一年有 7 天的連續斷食日，要做水斷食或是純斷食都可。

從醫學的角度看，人在睡眠的時候就是自然而然的斷食空腹狀態。所以睡眠是最好的修復方法。每個人都可做到的 168 間歇性斷食，就是把斷食空腹的時間連續成為 16 小時，限制時間 8 小時飲食法，吃固體食物的時間只有 8 小時，意即空腹的時間比吃東西的時間多出一倍。

在近幾年看到因疫苗副作用產生棘蛋白的中毒個案頻傳，我在治療疫苗的副作用過程中，讓病人經歷過最少一個禮拜有一天不吃的治療過程。初階的患者是指兩天以內的禁食，不需要特別的教練，至於進階的患者就得要做到 72 小時以上的斷食，因為身體的改變會比較大，所以才需要有教練才比較不會有副作用。

或許對 168 間歇性斷食，仍有體質或侷限的病症問題方面的顧忌，基本上，幾乎每個人都可以做到。好比糖尿病患者，把吃飯的時間限制在 8 小時之內，很自然就可以把用藥減少。在我們看來，不餓不要吃，別讓腸道過於疲累，所以以我多年觀察與行醫立場，不甚認同少量多餐這個概念。

不過，前提是患者一定要找到願意用 168 斷食治療糖尿病的醫生，畢竟不是每位醫生都用斷食方法來減少藥物使用。每一個

病人有自己選擇治療方法的權利。醫生應該能夠提供多元化不同的選擇，而不是如同罐頭一般的「標準」治療方法。

　　在這裡也必須再三聲明，所謂的斷食經驗，怎麼斷與怎麼復食，特別是有三高或其他重大疾病者，必須接受專業諮詢，切莫私下獨自進行。斷食更要量力而為，可以先從 14 10 開始（14 小時不吃東西 10 小時吃東西），那你吃飯的時間只有 10 個小時。然後能夠做到一個禮拜一天 16 小時空腹 8 小時吃東西。慢慢增加到一個禮拜三天。最後能夠做到天天 168。

IV

最後，
你的選擇
是什麼？

疫苗是否傷害身體，這話題可能又將是延續多年的公說公有理。我們所圖所為，不是舉告示牌抗議，而是提醒讀者重視自己與生俱來的免疫天賦。

第12話

在免疫製造
這條路上

斷食、免疫、疫苗爭議、藥物濫用，眞相是什麼？
爲了守護全家人健康，我們是否有勇氣接受改變，承受這一切？
你會擔心飢餓，而不敢實踐斷食，
還是你會害怕自己免疫系統不佳，情願選擇外來人工免疫針劑。

—— 陳立維

　　將近二十年前，我陸續在國外人士的論述中看到疫苗的紛爭，當時針對自閉症和疫苗的分析很多元，當初只是我研究腸道微生物的資訊參考。後來也閱讀到反方的論述，當然就是所謂醫療方的辯護，傳統和另類的立場爭議不只是在醫療領域，我所熟悉的音樂產業也是如此。這件事如果持續紙上談兵，繼續進行對立式的辯論，今天的我對於眞相依然莫衷一是，很像是辯方和控方在法庭中針鋒相對，結果眞正的兇手逍遙法外。

● 免疫系統錯誤解讀帶來骨牌效應

　　我有機會領悟，焦點不應該擺在疫苗，關鍵根本就在人體的免疫力，我們賦予免疫系統錯誤的定義，因此才有疫苗生存的空間。

　　免疫系統是很熟悉的名稱，幾乎每一位民眾都聽過，可是到底免疫系統是什麼就很陌生，多數民眾會知道生病是免疫系統不太靈光的結果。提到系統，可以擴及很多器官組織的整合，免疫系統對我來說不是一個概念或一個系統，個人解讀是，免疫系統就是維繫經營人體自癒力的超級系統。

　　本書在很多篇幅都會提到菌腦腸軸，你可以從免疫系統的角度解讀菌腦腸軸，這個由大腦、腸道以及腸道微生物群所組成的超級大系統（聽起來比免疫系統大很多了，只是你就把它直接定義成免疫系統新時代觀，也通，也行。）似乎已經賦予免疫系統全新的面貌，最關鍵的地基就是坐落在下腹腔的腸道組織和細菌生態。

　　系統終究是一個面的展現，不是一個點，也不是兩點一條線，好比菌腦腸軸牽動到情緒，也牽動到睡眠，身體功能的系統觀不是單純點出幾個器官，指定它們因爲是系統，所以要合作。

　　以肝臟和胰臟的角色爲例，肩負血糖平衡的就是這兩個器官，可是並非其餘器官都不參與血糖的穩定，畢竟內分泌系統是

整體參與器官組織之間的串聯合作，我們只是不曾界定出「血糖平衡系統」的輪廓，其實血糖平衡系統不就是免疫系統的一個分支系統？這一段說得更完整，就是養生不設教條，尤其針對健康的領悟，需要從身體力行去連接領悟。經驗值中，不吃就是和身體對話的最佳途徑，斷食就是連結身體的力量最便捷的路徑。

● 知道斷食的好卻很少人做到

身為斷食教練，我在工作中領悟到很奇特的人性面，簡單說，就是聽懂斷食道理的人不一定願意做斷食，說我願意的人結果可能不願意，說可以試試的人最後拒絕承認他聽過這些理論。不論是害怕失敗或害怕被看笑話，不論是唯恐做不成功太丟臉或是過不了肚子餓那一關，很多人游離在兩種抉擇之間，有點類似想要卻不敢要，想成功卻又唯恐失敗。

那種沒有後路，只能往前衝的情境，你碰過多少次？或者這樣問，你看過多少這種激勵人心的勇敢案例？在我推廣斷食養生的經驗中，不時就會有這樣的奇人出現在我的面前，他們宣稱可以直接斷食三星期，蔡凱宙醫師就屬於這類型的勇者，我的觀察，這種人就是把自己安置在沒有退路的環境中，只剩下勇氣，其他都不需要了。

　　我們都聽過身心靈合一，斷食做的就是身心合一，同理自己的身體，做身體最渴望的決定。我因此可以從身體的立場看懂醫療的思維，在完全沒有身體意識的人類世界中，醫療的存在價值相對提升，唯獨人體免疫系統的重要性則相對式微。

　　疫苗的存在價值在我領悟「身體無所不能」之後開始挑戰我的認知。似乎，這是極度主觀卻又有其客觀立場的領悟，接受人類世界之所以需要大量施打疫苗，同時也堅信人體可以不需要疫苗，因為貴有免疫系統，進化人體自癒力。

　　反之，疫苗是否傷害了身體，可能又將是延續好多年的公說公有理。最關鍵的提問應該是：人類創造出疫苗是否符合自然法則，疫苗是否真能為身體所接受，如果這一切都不如預期的合理有效，不應該提出來探討嗎？民眾不該知道真相嗎？

● 請相信自己與生俱來的免疫天賦

　　澳洲哲學家彼得辛格在演說中，先播放一位中國小女生被汽車撞倒的視頻，除了肇事的車子駛離現場，路過的行人和騎單車騎士經過都視若無睹。他先說明被車撞的女孩沒能活下來，接著問現場聽演講的「如果在現場的是你，你一定會想辦法救這個女孩的，請舉手。」

　　即使現場所有人都把手舉起，彼得辛格心裡面深知，這不是案發現場，真實情況現場，你可能只是一個膽怯的旁觀者。你一定看過在群眾前方藉勢壯膽的人，也看過在網路中匿名攻擊的人，我敢說這些人的真實面貌不是這樣的呈現。我們可以在各種場合看到人性的演練，爭權奪利的場合、作賊心虛的託辭、惱羞成怒的虛假。

　　假設有一位民眾對疫苗出現疑惑，他沒有質疑的勇氣，真要質疑，也不知道該對誰質疑，因此把疑惑放在心裡面。不少人就近問了熟悉的診所醫師，真有人在大醫院看門診時鼓起勇氣問了醫生，醫生只是一句話就讓提問者把問題吞了回去。

　　醫生說；「怎麼可能？疫苗怎麼可能有問題？」，很類似「是我是醫生？還是你是醫生？」。新冠疫情的時間拖得夠長，疫苗出現好幾波的施打潮，全球民眾似乎也都目睹了疫情與疫苗之間的搏鬥，這是全新的模組，是人類歷史上不曾出現過的案例。

　　彼得辛格所謂的「實踐」和「有效」就聚焦在落實，十多年以來，經常出現在我面前的就是很想斷食卻不敢嘗試的人，他們的決心就是無法和執行面對焦。

　　疫苗的真相是蔡凱宙醫師和我的眼神交會默契，我問天，這些年的疫情要揭示的真相是什麼？反覆思考，不會是病毒變種的速度，不會是引發疫情的最原始病毒，也不會是人類該不該在實驗室研究病毒。所有的真相最終回到自己和自己的對話，你相信

自己的免疫製造嗎？

　　講了這麼多，蔡凱宙醫師和我絕非意圖成爲疫苗製造商的眼中釘，我們只是要提醒每一位讀者重視自己與生俱來的健康天賦，打或不打疫苗不會是我們幫你做決定，可是如果需要一條準則，我的意見是確定落實養生的人可以遠離疫苗，至於不相信身體的人，施打疫苗的管道隨時都爲你開啟。

分享 1 ————————————————————

　　21 天斷食心想這勇氣離我很遠，但在執行 204、52 及 7 天斷食後，發現自已也想要這樣的機會，不過被阻擋了幾次就是不能自已做，老師總說要有團隊一起作伴，好奇在酵素和益生菌的陪伴下身體會如何呈現？不擔心這中間是否會很難熬，因為知道身體將邁向自由一大步！

　　在不打擾身體時，每晚肚子都會發出許多聲音，想讓你知道他們很認真，好迎接那些宿便，也許這次沒有很精彩，讓我體會到這身體沉睡已久，需要等待的是每次掃除後的星光大道，好讓寶藏有機會暢快無阻。

　　長斷食在外人耳裡可能一輩子也不敢觸碰，但我們何其幸運，願意給身體這麼大的機會，並非因為病痛想要被改善，單純覺得對身體做了一件很有愛的事，過去的折磨從此開始修補。

禮贈品業　李慧鈴

分享 2 ————————————————————

　　為期 21 天的斷食，聽起來是不可能的任務，要為家裡一大一小準備餐食，1.6 歲的女兒也還在喝母乳中，仍沒有阻撓我想讓身體好好休息的決心。

　　第一週，身體宿便陸續排出。第二週，繼續排出深層宿便。第三週，身體很安靜，放出來的屁很臭。

全植物發酵液維持我一整天的飽足感，給予身體絕對足夠的能量，但因每天都得幫先生女兒煮餐，偶爾會覺得想吃，懷念人間味。然而想吃只是念頭，身體並非真的飢餓。

對我來說 21 天酵益斷食就像重生之旅，人變輕鬆了，皮膚變亮了，小腹平坦了，視力變清晰些，頭腦清醒不再混沌，可以感受到身體不被熟食打擾的寧靜感，舒服自在喜悅。

更開心二寶選擇在此時來報到，可謂身心的重生，跟迎接新生，雙喜臨門。

營養師　吳毓玲

分享 3 ————————————————

驚喜、還是驚嚇？2023/08/19 中午我圓滿了第一次 480 小時的斷食，結束了一段非常輕鬆自在的長斷食體驗，全然地相信身體，讓身體自主。學習自律養生已超過四年半，從 168、204、52、到 7 天斷食，卻在這次的長斷食見證了身體不可思議的力量。

7 天斷食第六天下午，我感覺到下腹有些微脹、身體有倦怠感，我以為是生理期到了。一開始還是少量的鮮血，半夜後湧出一陣陣的大量，晨起才發現竟是極惡臭的褐紅色分泌物！當我聞著惡臭、奮力刷洗衣褲、床單時，心裡不禁有些害怕，這是這輩子從不曾有過的經歷！

雖然受到些許驚嚇，但斷食竟幫我清掉了長年積累在身體裡的廢物，身體直接給予的回饋居然如此直接有力！

高中英文老師　黃郁方

分享 4 ————————————————————

21 日斷食宛如一趟遠離塵囂的旅程，練習深度與自己相處。有趣的是，每趟旅程狀態可能不同，第一趟偶爾有懷疑、不安，第二趟想吃的念頭也許更加強烈，而在經歷了無數趟後才更加清楚，當明白身體需要、目標明確，這些本來就是修心的過程。

更有趣的是，旅程每天觀察身體細微的變化也成為自己與身體的約定，有機會：細細品味臉上皮膚的滑順，慢慢觀察舌苔呈現的不同，好好睡覺竟是如此的喜悅。

為之驚嘆以外，若真要為這趟旅程下註解，只能說每次實際體會身體力量不可思議，如實見證源源不絕的宿便持續排出，非常驚人！

每一次清除毒垢都如重獲新生，而這味道？若沒親聞是非常難以言喻呀！一趟深度旅程，每次參加的感動與感恩不盡相同，啊…唯一不意外的只剩下「臭」吧！

博士後研究　簡靖芳

抱著興奮的心情參加這次的活動，因為我知道 21 天後將迎來更好的自己。斷食時酵素喝飽喝滿並不會影響日常生活，第三週的晚上覺得特別想睡覺，知道身體有重大工程要進行，所以聽從身體的聲音早早上床睡覺，已兩週沒進食，排的宿便居然比前兩週還多覺得很神奇。

如立維老師所說，不進食身體才能好好處理廢物。21 天後減了 4.4kg、體脂率下降、骨骼率增加，肚子變小、皮膚變亮、眼球黑白分明，太開心了！更神奇的是，斷食結束後的第 10 天，我的月事居然來了，跟上次差了 358 天。之前聽立維老師說，斷食會回春，沒想到竟會發生在我身上，感謝身體送來的大禮物！

幼教師　黃月梅

見證身體的無窮力量！鑑於上次數饅頭的痛苦煎熬，這次做好萬全的心理準備，先設定好自己的目標，就勇往直前！

出乎意料之外，這次一開始身體就很舒服，很快在幾天內，身體就輕飄飄，感覺進入仙界。我到第 10 天才有宿便，但這次一天比一天的量還多，尤其進入第三週後，每天都還是有好幾次的排泄，真是令我驚訝！

做三週跟兩週的斷食，絕對不是差不多的狀態，而是感受到

身體療癒力，是如此的強大！到第三週，每天都沒有飢餓感，每日作息如常，工作、運動一點也不受影響。聽到同事稱讚我的皮膚越來越亮，氣色、身材越來越好！再再感受到身體的無窮力量！

家醫科醫師　黃彥學

分享 7 ———————————————————————————

暫別繁忙的都市生活，剛完成一場 21 天長斷食身心靈深層 SPA 之旅。這一切如此療癒及美好，重新啟動身體開關找回原始設定值。長斷食使我更清楚明白何謂身體意識。

有多久忘記要善待身體，覺察身體與心理的狀態，頓時深感內疚抱歉，過去都是用大腦意識去操控你要做什麼，忽視你的控訴沒有聲音，但其實你比我想像中的更堅強、無所不能。

我知道你很努力了，你是如此獨一無二，經歷這麼多風風雨雨，你也想被保護吧。此刻起會把你的聲音放在第一順位，留意你的感受與不適，而不是用意志力撐到極限。

懺悔並感恩你一直支撐著我到現在。在此我愛你，連我的靈魂也是。

教育業　李欣樺

　　我是自體免疫病患，吃了三年免疫科與心臟科的實驗用藥後，第三劑莫得納疫苗帶來關節腫痛全身無力。而西醫面對這些癥狀時的卸責態度，讓我「鋌而走險」，來到了蔡醫師的診所。

　　初診時，便發現蔡醫師是充滿善意的，有招的。在他一次次幫助排毒、給予觀念提醒、推薦健康食品後，有一回，他說我該跟陳立維老師試斷食。為了早點擺脫身體的痛苦，我當然願意試試！

　　於是我跟著立維老師走上斷食之路，體驗斷食引發的舊痛與修復，慢慢調整自己對生活、對身體的態度。我發現終於找到機會，轉回了能完整自己的角度。這條路，要慢慢轉，慢慢走，走回初始的完善。

　　已斷藥的我，當然會漸漸強壯回來 — 用屬於自己的免疫力，找回與生俱來的超凡。

補教作文老師　謝元元

國家圖書館出版品預行編目 (CIP) 資料

免疫製造：揭開試驗年代下疫苗的主流意識形態 /
蔡凱宙、陳立維著 . -- 初版 . -- 臺北市 : 風和文創
事業有限公司 , 2024.04
面 ; 公分
ISBN　978-626-97546-8-7 (平裝)

1.CST: 免疫力 2.CST: 自體免疫 3.CST: 斷食療法
4.CST: 健康法

411.1　　　　　　　　　　　　113003861

免疫製造：

揭開試驗年代下疫苗的主流意識形態

作者	蔡凱宙、陳立維
總經理暨總編輯	李亦榛
特助	鄭澤琪
副總編輯	張艾湘
封面設計	黃綉雅
版面構成與編排	黃綉雅

出版公司	風和文創事業有限公司
地址	台北市大安區光復南路 692 巷 24 號 1 樓
電話	02-27550888
傳眞	02-27007373
Email	sh240@sweethometw.com
網址	www.sweethometw.com.tw

IESG

台灣版 SH 美化家庭出版授權方
凌速姊妹（集團）有限公司
In Express-Sisters Group Limited

公司地址	香港九龍荔枝角長沙灣道 883 號億利工業中心 3 樓 12-15 室
董事總經理	梁中本
Email	cp.leung@iesg.com.hk
網址	www.iesg.com.hk

總經銷	聯合發行股份有限公司
地址	新北市新店區寶橋路 235 巷 6 弄 6 號 2 樓
電話	02-29178022

印製	兆騰印刷設計有限公司
定價	新台幣 450 元
出版日期	2024 年 8 月初版二刷